U0105140

中医眼科六经法要心悟

夏运民　编著

全国百佳图书出版单位

中国中医药出版社

· 北 京 ·

图书在版编目（CIP）数据

中医眼科六经法要心悟 / 夏运民编著.—北京：中国
中医药出版社，2023.12
ISBN 978–7–5132–8320–5

Ⅰ.①中… Ⅱ.①夏… Ⅲ.①中医五官科学—眼科学
Ⅳ.① R276.7

中国国家版本馆 CIP 数据核字（2023）第 139737 号

中国中医药出版社出版

北京经济技术开发区科创十三街 31 号院二区 8 号楼
邮政编码　100176
传真　010-64405721
保定市西城胶印有限公司印刷
各地新华书店经销

开本 880×1230　1/32　印张 5.5　字数 121 千字
2023 年 12 月第 1 版　2023 年 12 月第 1 次印刷
书号　ISBN 978–7–5132–8320–5

定价 29.00 元
网址　www.cptcm.com

服 务 热 线　010-64405510
购 书 热 线　010-89535836
维 权 打 假　010-64405753

微信服务号　**zgzyycbs**
微商城网址　**https://kdt.im/LIdUGr**
官 方 微 博　**http://e.weibo.com/cptcm**
天猫旗舰店网址　**https://zgzyycbs.tmall.com**

如有印装质量问题请与本社出版部联系（010-64405510）

夏运民教授从事中医眼科的临床、教学、科研工作已50余载，学贯古今，博采众家之长。其临证，每深思而切中肯綮、疗效卓著，深得患者好评。其治学，在深研中医眼科古籍如《龙木论》《一草亭》《银海精微》《目经大成》《审视瑶函》等基础上，尤宗业师——当代著名中医眼科专家陈达夫教授之《中医眼科六经法要》。

夏教授于1963年考入成都中医学院（后更名为成都中医药大学至今）医学系攻读学业。历经3年努力，系统地完成了中医基础理论及临床课程的学习。1966年，有幸得到陈达夫教授亲自讲授《中医眼科六经法要》。陈老授业语言朴实，要言不烦，把艰深的中医眼科理论深入浅出，层层深入，如抽茧剥蕉，使若云遮雾罩的中医眼科理论，如同雨后阳光照射下的青山峰峦，清晰可见，极大地激起芸芸学子们学好中医眼科的兴趣和信心。夏教授此时即已暗下决心，定以陈老为榜样，将来一定要用中医眼科为武器，为保障人民群众健康而尽绵薄之力。天从人愿，1969年毕业分配时留校任教，被安排到眼科教研室工作。从此，能近距离地师从陈达夫教授学习眼科六经辨证理论及临床诊疗经验，得陈老耳提面命，口授心传，精心培养，历时 10 年。

1979 年，陈老仙逝，夏教授化悲痛为力量，誓将老师的学术思想及临床经验发扬光大，常见缝插针，抽挤时间，反复诵读、细细体悟老师原著。果然是书读百遍，新意迭现。同时，还经常复习当年跟师学艺的临床治验，深刻揣摩老师的临证辨析思路和治疗病变时遣方用药的规律和巧思。故尔随着时间的推移，夏教授的医疗水平日益精进，中医眼科学术造诣更趋精深完美。

几十年来，夏教授沉浸于中医眼科学的临床、教学、科研中，逐渐体悟到老师《中医眼科六经法要》遗著中对部分学术问题有引而未发者，有言未尽意者，尤其是缺乏临证治验的内容，不仅给后学者增加了学习的难度，还严重阻碍了陈氏眼科六经学说的传播和发扬。故认为要更好地传承并发扬光大陈氏眼科六经辨证的学术理论，有必要在《中医眼科六经法要》的基础上对相关的中医基本概念、基础理论、思维方法做必要的增补和深入的阐发。尤其可贵的是，夏教授还增添了多年来自己治验的典型病案，以进一步佐证和强化原著的实用性及可操作性，从而使后学者能更便捷地、更深刻地领悟陈老眼科六经辨证的学术理论。同时在临证时有法可依，有案可循而收事半功倍之效。

本书虽然是在陈老原著的基础上撰写，但书中的"心悟"和"增补注释"部分则涵盖有很多夏教授自己的体会、心得、发挥和临证经验总结。因此，可以说本书是夏教授的再创作。本书密切结合临床实际，既有传承，又有创新，对中医眼科六经辨证理论和实践，对中医眼科科研工作的开展，对中医药事业的发展，必将产生积极而深远的影响。作为同窗 6 年的老同学，对夏教授取得的最新成果，由衷欣慰！故乐而为序。

刘盛斯

2023 年 10 月于乐山滟澜洲

刘盛斯，男，乐山市人民医院主任医师。1995 年获首批乐山市名中医称号，1998 年被选为首届四川省名中医。从事临床工作 50 余年，主治中医内、妇、儿科疾病，对消化系统、泌尿生殖系统疾病，以及男女不孕不育的诊治尤有深入体验。

因为固有的眼科分症命名的理论存在难以避免的局限性，也因为相信万病不离六经的观念，吾师陈达夫教授历经三代人的理论探索和临床实践，终于将《伤寒论》的六经辨证与眼科的特点相结合，写出《中医眼科六经法要》（简称《法要》）一书，为陈氏眼科六经辨证学术理论的形成奠定了理论基础。正如老子所言："道可道，非常道。"没有《中医眼科六经法要》，人们就不知道眼病可以用六经辨证的理论方法进行诊治。老师在《中医眼科六经法要》中说："一切理法方药，主要之点都是依据《素问》《灵枢》《伤寒》《金匮》《神农本草》等医经。"又说："中医眼科学理是在中医内科的基础上发展起来的，从理论到临证治疗上，都不能脱离内科。能熟内科，再循序以究眼科，则势如破竹；若对内科尚未认识，而专习眼科，则杆隔难通，见理狭隘，处方呆板。但中医内科书籍极多，一切学理又不能包括于眼科书中。"余自 1963 年考入成都中医学院（现成都中医药大学）医学系学习，1966 年春季学期得蒙陈达夫教授亲自讲授《中医眼科六经法要》。1969 年毕业分配留校，被安排在眼科教研室工作。1971 年进一步师从陈达夫教授学习眼科六经辨证理论及临床诊疗经验，历时 8 年，得老师口传心授，精心培养。1979 年，老师仙逝，至今 40 余年，余理论学习及临床诊疗从未间断。余积 57 年潜心学习及临床验证之心得，认为要很好地传承陈氏眼科六经辨证的学术理论就有必要在《中医眼科六经法要》的基础上进一步阐发其中相关的中医基本概念、基础理论及思维方法，对《法要》条文做必要的补充解释，并增加典型医案作为临床运用的例证。于是，撰写《中医眼科六经法要心悟》一书。这既是学生为传承陈氏眼科六经辨证的学术理论应尽之责，也是对老师精心栽培的感恩。

夏运民

2023 年 10 月

目录

《中医眼科六经法要》的读法

1. 本书所讲五轮、八廓、阴阳五行、五脏六腑等，是为了弄清楚古代眼科医学的理论，其中难免有唯心论和形而上学成分，尚希读者以批判的眼光来看。

2. 本书命名为《中医眼科六经法要》，因为是从六经的各种现象来辨证的。有从六经的病状来辨证的，有从脏腑寻及经络的，有从经络搜及脏腑的。总之，辨证的方法不离六经，故名曰六经法要。

3. 本书只是分经辨证，不立新的病名，以便读者执简御繁，不致闹昏头脑。

4. 本书释义不讲文辞，概用简朴语言，力求说明中医病理，读者应作病理句解看，不要嫌其支离。

5. 本书系仿《温病条辨》写的，自条自释，以免读者发生误解。

6. 本书系以六经为宗旨，贯穿眼科五轮八廓，既要分节看，又要合拢看，方能得其全貌。

7. 本书编次如布阵图，每编分节，循序分开各经的表里虚实病型，使读者有条不紊，易分眉目。

8. 细味此书，可以补助读《伤寒》。但看此书，又必须先通《伤寒》和《内经》，方能一见了然，否则味同嚼蜡，毫无益处。

9.《伤寒》是以六经为经，以杂病为纬。本书是以经方为经，时方为纬。

10. 本书用方重在对症用药，不拘寒热温平，均在选用当中，使读者一见，即知偏寒、偏热、偏补、偏泻之不可法。

11. 本书用方不多，重在示人以法，如同病异方的银翘散、桑菊饮，异病同治的麻黄附子细辛汤等即是。读者如能了解病理，即不用本书的方，依法遣药，亦能奏效。

12. 本书的要点，完全是在六经篇，而每当临证时，又必须注意到眼科开卷明义篇上，方能不失方向，运用灵活。

13. 本书中的眼科选药便览篇，只列举每味药的药性概要，不是该药的全部功能。读者如要了解药物全部功能，希读有关药物书籍。

14. 眼科医学一门各有长短，本书作者学识有限，论理必有不足或错误之处，尚希读者取其可取，弃其可弃为盼。

眼科概说

中医眼科，系自《龙木论》《一草亭》《银海精微》《目经大成》《审视瑶函》等专书出世后，始成为专科医学。眼属视觉器，为五官之一，是人体的重要组成部分，具有它的独特性。然而中医眼科学理是在中医内科的基础上发展起来的，从理论到临证治疗上，都不能脱离内科。能熟内科，再循序以究眼科，则势如破竹；若对内科尚未认识而专习眼科，则杆隔难通，见理狭隘，处方呆板。但中医内科书籍极多，一切学理又不能包括于眼科书中。所以本书所论，凡属与内科理法相同的，不管它是原则性的通则，或是专门的具体问题，都一概从略，只将事项提出，明确实际即止。若必须特为阐述的，则不惜词汇，尽力说明究竟，弄清学理，证之临床为主。至于一切理法方药，主要之点都是依据《素问》《灵枢》《伤寒》《金匮》《神农本草》等医经。有些学者不从中医古典著作中去发掘，只在一般眼科书上用功夫，而不知许多眼病，其基本原是内科病，这就是舍本逐末了。现将必须知道的中医眼科学说，概要叙述如下：

眼科疾病的诊断，与中医内科相同，必须运用四诊作为诊断检查方法，但望诊尤为重要。历代眼科医家在望诊中补充了许多理论和方法，其中五轮、八廓是最重要的环节。此法是后起的眼科进步学说。古代医书记载，对眼病的诊法却不如此，如《灵枢·论疾诊尺》说："目赤色者病在心、白在肺、青在肝、黄在脾、黑在肾、黄色不可名者病在胸中。"《灵枢》的这种诊法，是远古的方法。其法是从整个目睛看问题，不分五轮八廓，看整个目睛的色泽情况，以五色分别五脏病，不如后世以五轮、八廓分属十二经脏腑那样完善，但后世仍有混用此法的，如宋代严用和的《济生方》即是一例。从唐宋以来的方书和眼科书来看，诊断眼病，许多都是用五轮八廓的诊法，明代徐春甫的《古今医统》一书即是一例。其中说："血轮病，因心经火热，惊恐所生；气轮病，因肺热；风轮病，因肝经积热，怒气大盛所生；肉轮病，因脾胃劳倦，饮食不节，热毒厚味所生；水轮病，因肾经虚弱，酒色太过，相火所成。关泉廓属小肠经病，主瘀肉侵睛；水谷廓属脾经病，主头额常痛、眵泪多、黑花；会阴廓属肾经病，主昏暗、泪生、睛痛；抱阳廓属命门病，主睑内赤肿、睛痛、多瘀血；清净廓属胆经病，主两眦痒痛泪出；传导廓属大肠病，主昏蒙多泪；津液廓属膀胱经病，主血丝侵睛、胬肉、生眵；养化廓属肝经，主赤筋拳毛倒睫。"但是，这种说法仅有部分正确，不够全面，其意或以为某一轮廓常见的或主要的只是某种病。这种机械的辨证方法，是不符合事实的。不但《古今医统》如此，其他医书也往往如此。所以，眼科临床辨证，应运用四诊方法，着重内科的辨证，这样才能考虑如何取舍，才能广泛应用。

眼科关系于六经，并非今日才有的学说。《灵枢·邪气脏腑病形》说："十二经脉，三百六十五络，其血气皆上于面而走空窍，其精阳气上走于目而为睛。"这样的论述，从经络和眼睛的关系来看，不但说一切经络的精气都上注于眼，并说十二经所生的病，几乎都有眼病。《灵枢·经脉》说："大肠手阳明之脉……是主津液所生病者，目黄，口干……膀胱足太阳之脉，是动则病冲头痛，目似脱……胆足少阳之脉，是主骨所生病者……头痛、颔痛、目锐眦痛……"在眼科诊断方面，《灵枢》说从赤脉的趋向，可以辨病在哪一经。《灵枢·论疾诊尺》说："诊目痛，赤脉从上下者太阳病，从下上者阳明病，从外走内者少阳病。"李杲《十书》说："青白翳见于大眦，乃足太阳少阳经中郁遏。"又说："发热恶热而渴但目赤者，病脏也。手太阴肺不足，不能管理阳气也。"张从正的《儒门事亲》说："目之内眦，太阳经之所起，血多气少。目之锐眦，少阳经也，血少气多。目之上纲，太阳经也，亦血多气少。目之下纲，阳明经也，血气俱多……故血太过者，太阳阳明之实也。血不及者，厥阴之虚也。"《医宗金鉴》说："外邪乘虚而入，入项属太阳，入面属阳明，入颊属少阳，各随其经之系上头入脑中而为患于目焉。"从以上古代医书的论述，可见历代医家在眼科临证上，仍然遵循医经宗旨，认为与六经有关。不过，没有获得全面的认识，不能将六经病况尽量阐发出来。眼病治火，完全是一种偏向。自刘河间有"目病属火"的理论，张景岳有"凡目之病，非火有余，则阴不足耳"的说法，后世医家沿袭其说，辄用寒凉，贻误极深。不过，这种学说不只一二人，其余各种医书大抵类此。如《儒门事亲》说："目不因火则不病，何以言之？白轮变赤，火乘肺也；肉轮赤肿，火乘脾也；黑水神光被翳，火乘肝与肾也；赤脉贯目，火自甚也。能治火者一句可了。"王肯堂的《证治准绳·论羞明症》说："凡病目者十之六七皆有此患，病原在于心、肝、脾三经，总而言之不过一火。"方贤的《奇效良方》说："眼之为患多生于热，其间用药大抵以清心凉肝、调血顺气为先。如有肾家虚症，亦不过以当归地黄辈用之，轻用温药不可也。"众口一词，几成定论，只有张三锡的《医学六要》说："目病多用凉药，世俗之见也。"又谓："目得血而能视，遂浪恃滋阴。不知五脏六腑之精华皆上注于目，而精华悉禀气于脾胃，饮食化生，滋荣各脏腑，上荣于目，苦寒伤胃，四物泥膈，中气受亏，饮食少而运化迟，气血不生，精华俱耗而目眚转甚矣。"龚信的《古今医鉴》说："世谓目病而痛，多由火热及血太过。余窃谓目病故由火热，然外无风寒闭之，目亦不病，虽病亦不甚痛。盖人感风寒则腠理闭密，火热不得外泄，故上行走窍而目病矣。散其外之风寒，则火热泻而痛自止。用凉药内退火热虽系一治，然过多则伤脾胃，不食泄泻，甚不可治也。"《审视瑶函》论治法，搜罗古说，也有较全面的理论，如说："大抵燥赤者清凉之，炎秘者寒凉之，阴虚者滋补之，脱阳者温热之。然热药乃回阳之法，寒药乃救火之方，皆非可以常用者。外障者养血去障，内障者滋胆开郁，故治火虽用芩连知柏之类，制之必以酒炒，庶免寒润泄泻之患。而寒热补泻之间，又宜量人禀受之厚薄，年力之盛衰，受病之轻重，年月之远近，勿使太过不及，当于意中消息之。"根据以上各家学说，就可知道偏向在哪里。所以，大凡眼科用药，实不可偏寒、偏热、偏补、偏泻。

参考古代中医眼科医书，不可被七十二症，或一百零八症等学说所束缚。关于眼科七十二症的学说，已经流传几百年了，多数医家奉为准则，其间虽有增损，大体上仍是赞同这种分类原则的。此种学说，大约起于唐宋时代，从元代的《龙木论》看来，有些地方与宋代的医书相同，可知眼科七十二症的学说，是起于宋代以前的。除《龙木论》原以七十二症分列外，《古今医统》和《医宗金鉴》等也都是遵循七十二症的。但据《医宗金鉴》所辑的名目，而数字上却又有所不符。

1. 内障二十四症：黄风、黑风、绿风、乌风、青风（以上总称五风内障）、圆翳、水翳、滑翳、涩翳、浮翳、沉翳、横翳、散翳、剑背翳、偃月翳、白翳、黄心翳、黑水凝翳、枣花翳、雷头风、惊振内障、瞳仁干缺内障、雀目内障、高风内障、胎患内障。

2. 外障四十八症：暴赤生翳、血灌瞳仁、睑硬睛痛、赤膜下垂、黄膜上冲、蟹睛疼痛、旋螺尖起、胬肉攀睛、鸡冠蚬肉、神崇疼痛、突起睛高、漏睛脓出、鹘眼凝睛、倒睫拳毛、胞肉胶凝、两眦赤脉、花翳白陷、黑翳如珠、丁翳根深、风牵㖞僻、冰瑕翳深、两睑粘睛、玉翳浮满、膜入水轮、逆顺生翳、风牵睑出、睑生风粟、椒疮、混睛、被物撞破、撞刺生翳、痛如针刺、眼痒、冲风泪出、风赤疮痍、暴风客热、伤寒热病后患目、肝虚积热、病后生翳、睥生痰核、天行赤眼、小儿青盲、胎风赤烂、痘疮入眼、辘辘转关、小儿赘眼、小儿疳眼、小儿通睛、眯目飞尘、飞丝入目。

《医宗金鉴》肯定了眼科七十二症的名目，既如上述，而在补遗中，又增加了十症，即能远怯近、能近怯远、瞳神散大、瞳神缩小、干涩昏花、白睛痛、女子逆经、行经目痛、妊娠目痛、产后目病。增加的十症，与原来的七十二症合计，便是八十二症。《银海精微》也称述七十二症，而实际所列的名目也是八十多症。《审视瑶函》说："上古著七十二症，则失之简，是函摘要删繁，纤钜各当，定为一百有八症。"《医宗金鉴》不采取一百零八症之说，仍列七十二症，又增加补遗。真是义无可取，并且有些病症，却是同症异名，惑人心目。《证治准绳》问世，先于《审视瑶函》四十余年，其中眼科所列症名共一百九十三症，因未标榜名数，所以后代的眼科书虽多因袭此书的理论方法，尚不涉及分症问题。危亦林的《得效方》列内障二十三症，列外障四十五症，合计得六十八症。据此看来，即知道如以症名的数目来包括，事实上却又不可能，不问症名，临证时又恐搞混乱。所以本书立法，另作主张，在每条病中，重在突出病的表里虚实，而每条下面的释义则又重在追求病理。

眼科的内障和外障，不能从内因、外因上来划分。《医宗金鉴·眼科心法要诀》说："内障之病皆因七情过伤，过喜伤心，过怒伤肝，过忧伤肺，过思伤脾，过悲伤心，过恐伤肾，过惊伤胆，五脏内损，精气不上注于目，故初病内障，久成五风。外障之病，皆因六淫所感，然必因其人内热外蒸，腠理不密，相召外邪，乘虚而入……而为患于目焉。其症：赤痛肿涩眵泪，翳膜遮睛也。"这样划分，似乎颇明确，但按诸实际，则又不然。《证治准绳》也明确地指出，内障有属于六淫的。如论目昏花症，其书列于内障中，说目昏有四："一曰风热，经曰：少阴司天之政，风热参布，云物沸腾，太阴横流，寒乃时至，往复之作，民病聋瞑，此风热参布目昏也。二曰热，经云：少阴在泉，热淫所胜，病目瞑，此热盛目昏也。三曰风，经云：岁水不至，湿乃大行，复则大风暴发，目视晄晄，此风盛目昏也。四曰燥，经云：阳明司天，燥淫所胜，目眦眦伤，治以苦热是也。"由此看来，则知不论内障和外障，都有属于六淫者，有属于七情者，可见内障和外障是不能机械地以内因和外因来划分的。此外，还有饥饱不节，劳役异常的，也可以说是内外两因都有，不可勉强纳于某一症之内，要在临证时去细心观察。

医治眼科内障，不得尽从补字着手。即使当补，而内中尚有权衡，如《审视瑶函·论内障》说："久病生郁，久郁生病，今之治者，不达此理俱执一偏之论，惟言肝肾之虚，只以补肝肾之剂投之。其肝肾脉道之邪气，一得其补，愈补愈蔽，至目日昏，药之无效，良由通光脉道之瘀塞耳。如执定以为肝肾之虚，余思再无甚于劳瘵者，人虽将危，亦能辨察秋毫。由此推之，因知肝肾无邪，则目决不病。专是科者，必究其肝肾之果无邪而虚耶？则以补剂投之。倘正气虚而邪气有余，必先驱其邪气，而后补其正气，始无助邪害正之弊，则内障虽云难治，亦可稍尽病情矣。"这种学说，可作准则。

根据以上古代眼科医学看来，可见治疗眼科疾病，应该不离四诊，不越六经，用药不可偏寒、偏热、偏补、偏泻，认症不得拘泥前代有无症名，必须辨明病理，随证施治即可。因此，本书首先重于理论，以供眼科医生治疗眼科疾病参考。

本书共分八篇，首末两篇不在六经之内，首篇为眼科开卷明义篇，专讲本科的基本要义；末篇为眼科选药便览篇，以便用者参考药物。专据列入六经的，有太阳目病举要篇、阳明目病举要篇、少阳目病举要篇、太阴目病举要篇、少阴目病举要篇、厥阴目病举要篇等，以明六经的旨意，以示法要的由来。这些眼科条文，是些表里虚实局势，属辨证标准，前后互有汇通，互有取舍的。

本书眼病选方，是经方和时方并重。选用经方，不是貌为高古，因有是症，必用是方，是古为今用；广泛应用时方，不是取法乎中，因为眼科医学是逐步发展的。有的时方，确实为经方所不及，所以不得偏于经方，而放弃时方的优越性。本书大意，悉见于此，恐引疑怪，爰陈是说。

眼科开卷明义篇

（一）

眼病须分五轮，审八廓，辨六经。五轮者，划分眼部与五脏分属关系之名称也。白睛属肺，曰气轮；黑睛属肝，曰风轮；内外眦角属心，曰血轮；瞳神属肾，曰水轮上下眼胞属脾，曰肉轮。

【论理释义】

人的眼睛属视觉器官，是人体重要的组成部分。它虽然是局部器官，但又是脏腑的结晶，它和五脏六腑经络有着非常密切的关系。《灵枢·大惑论》说："五脏六腑之精气，皆上注于目而为之精。"在眼科的理论上，把它称为五轮。《医宗金鉴》说："谓之轮者，目睛运动如轮之意也。"中医学认为，白睛属肺，是肺脏的精华聚积而成，肺主气，所以把它叫作气轮。黑睛属肝，是肝脏的精华聚积而成，肝主风木，所以把它叫作风轮。瞳神属肾，是肾脏的精华聚积而成，肾主水，所以把它叫作水轮；水性本寒，水寒就能成冰，所以又把瞳神叫作冰轮。瞳神是中间的圆孔，其中有水出入，等于水井，水为金生，所以又称它为金井。内外眦角属心，内眦里面是赤色肉珠一颗，是心脏的精华聚积而成，心主血，所以把它叫作血轮。上下眼胞属脾，是脾脏精华聚积而成，脾主肌肉，所以把它叫作肉轮。这些眼科五轮学说，讲的是眼上面的部位与脏腑的关系，在临床实践中，有助于诊断眼科疾病。

至于人的眼如何能观看物体的，就应进一步去研究了。中医学认为，眼科的部分眼病，应从病员眼睛的视觉去辨证，必须知眼的正常功能，才能知其病变原理；如果不知道眼睛的正常功能，那么病员如出现幻觉，又何从去理解它的致病原理，又何从去处方用药。要研究眼睛的正常视觉作用，就必须结合到《内经》的五脏五藏来说，才可能搞得清楚。

《内经》说心藏神，肝藏魂，肺藏魄，脾藏意，肾藏志。这种学说，如果是大略的看来，好像完全是唯心的，并且里面还有魂魄等字，这简直是"迷信"。殊不知这种说法实有所指，所谓神魂魄意志是用来表达五脏的某种功能和特性的。

心藏神，神是心脏的生气。如果心脏缺神，即使有了生命，而眼睛的视瞻也就没有神采。中医学认为，瞻视痴呆，精神将夺。由此可见，神对眼睛要起一定的作用。

肝藏魂，魂是肝脏的生气。根据《内经》来看，人寐则魂游于肝，寤则魂游于目；又说肝和则能辨五色，就知道魂是肝气，它在眼上的功能是主分辨物体的色彩。如果肝气不至，即使看得见物体，但也辨不清青黄赤白黑的真象。

肺藏魄，魄能帮助人眼的视物定形。《内经》说："并精出入谓之魄。"张隐庵说："魄乃阴精所生。"《灵枢·大惑论》说："精散则视歧，视歧则见两物也。"由此看来，有一些人在某种情况下，健眼中突然会现奇异幻觉，须臾之间，又能恢复正常视觉，即是魄受惊惕的缘故。《审视瑶函》的目为至宝论说，目中有神膏、神光、神水等，认为神膏是胆中渗润精汁，升发于上，积而成者。我独认为不然：他说的神膏，就是肺阴之魄；他说的神水，才是胆汁的渗润。

脾脏藏意，意就是脾脏的生气。人的眼睛有了这种生气，所见事物，才能反映到大脑里面，把大脑作为一个储藏库，记着存着，供给人的回忆和思想。假如没有这种脾气，那么人的眼睛纵能照见事物，也只是一种呆笨东西，所向就能照，转照则前影就无以寄存。眼睛的视觉作用和照相机作用非常相像，人们把眼睛比作活的照相机是很有道理的。它跟照相机比起来，眼球的前部就像照相机的镜头，后部就像照相机的暗箱，而视网膜就像照相机的底片。如果照相机出了毛病，就不能照相；人的眼出了毛病，也就不能很好地观看物体。观看物体时，光线从物体上反射到视网膜上，视神经感觉到了物体，便把复杂的事物反映到大脑中，这就是脾藏意对眼睛的作用。

肾脏的生气取名为志，肾为作强之官，伎巧出焉。所谓作强者，就是说肾脏的功能振作而坚强，人的各种伎巧，都是凭它产生。这种生气发展在眼睛上，人看物体，心中才会发生观念，才有振作。古人说"心之所向为志"，义与此同。人如志气薄弱则眼中虽有所见，内心必欠振作。

人眼的功能，大概如是。（图1）

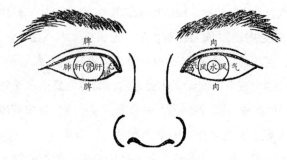

图1　五轮分属示意图

【心悟】

运用五轮辨证应掌握六条原则。

1. 当证候独现某轮，全身别无显著征象，或全身出现的证候群与该轮的轮脏关系相吻合时，应按五轮辨证。

2. 一轮先病，渐及他轮时，以五行生克的道理指导五轮辨证。如白睛先现病变，后侵及黑睛者，属肺金乘克肝木之证。

3. 当数轮同病时，以其中轮脏关系与全身出现的证候群的病理相一致者辨证。

4. 当五轮无显著征象时，不按五轮辨证。

5. 当白睛出现八廓征象时，不按五轮辨证。

6. 当发现全身证候群与内脏的病变关系，同眼部病变的轮脏关系不一致时，主要按全身辨证，轮脏关系可作参考。

（二）

八廓。八廓有定位，四正四隅也。八廓有代名，后天之流行八卦也，左眼以卦顺数，右眼以卦逆推。乾天名传导廓，属大肠；坎水名津液廓，属膀胱；艮山名会阴廓，属包络；震雷名抱阳廓，属命门；巽风名清净廓，属胆腑；离火为养化廓，属小肠；坤地为水谷廓，属胃腑；兑泽为关泉廓，属三焦。

【论理释义】

上节讲五轮，是讲人体的组织和功能。此节讲八廓，是说某种眼病发生的表现，并非每个病员都有廓病，更不是一般正常的人也分八廓。所以，八廓之说似乎属于无用，有的人不知其由，遂在其著作中加以否认。如《银海精微》虽讲八廓，却说是没有定位，既无定位，何必有名，这也就不用说。《医宗金鉴》虽未说没有定位，却没有指出位置，说明八廓的用途。只有《审视瑶函》画了八廓定位，肯定了它的用处，说八廓是用来辨认眼病血丝的，这个理论十分有力。但可惜它未加深讲，仅于图案上面画出左右两眼，两眼的上胞各写上四卦名称，两眼的下胞又各写上四卦名称，使学者无从辨别，那就更说不到临证时拿来运用了。所以，本节重点是谈八廓方位。须知，八卦方位是分四正和四隅。今者以后天的流行八卦来配眼珠，即是震东、兑西、离南、坎北、艮东北、坤西南、乾西北、巽东南等，并不是上四卦、下四卦平分来看的。但是人体经络又是对偶的，例如左右两眼，均以后天流行八卦来看，那么东西两处和四隅的卦位，就要颠倒。所以，左眼用后天的流行八卦顺数，右眼就要以此卦来逆推震近鼻，兑向耳，上胞内正中为离，下睑内对离的是坎，再加四隅即是八方，八方分界，因名八廓。（图2）

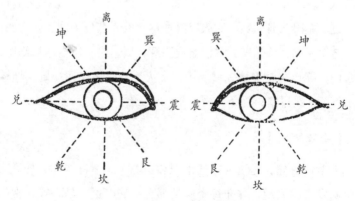

图2　本书八廓定位示意图

至于八廓所属，各家又略有不同。兹将八廓解释于下，并将眼科医书八廓所属异同列表于后，以供参考（表1、表2）。

表1　历代眼科医书八廓所属异同表

	《银海精微》	《审视瑶函》	《医宗金鉴》	《东医宝鉴》	《六经法要》	备注
乾天	肺大肠	肺大肠	肺大肠	大肠	大肠	《医宗金鉴》说五脏属五轮，不能再属八廓。本书系宗其论，独怪其在配廓时，却又加入五脏，真是自相矛盾，不过表里能互通，不能算错误
坎水	肾	肾膀胱	肾膀胱	肾	膀胱	
艮山	胆	命门上焦	包络	胆	包络	
震雷	心小肠	肝胆	命门	小肠	命门	
巽风	肝	包络中焦	肝胆	肝	胆	
离火	心命门	心小肠	心小肠	心命门	小肠	
坤地	脾胃	脾胃	脾胃	脾胃	胃	
兑泽	膀胱	肾下焦	三焦	膀胱	三焦	

表2　各家眼科医书八廓名称异同表

	《银海精微》	《审视瑶函》	《医宗金鉴》	《东医宝鉴》	《六经法要》
乾天	传送	传送	传导	传导	传导
坎水	会阴	津液	津液	会阴	津液
艮山	清净	会阴	会阴	清净	会阴
震雷	关泉	清净	关泉	关泉	抱阳
巽风	养化	养化	养化	养化	清净
离火	抱阳	抱阳	抱阳	抱阳	养化
坤地	水谷	水谷	水谷	水谷	水谷
兑泽	津液	关泉	关泉	津液	关泉

注：本书所列两表，并未将眼科医学搜尽，不过略举数种，以供参考。

　　乾天名传导廓，属大肠者，系以大肠为传导之腑；坎水名津液廓，属膀胱者，系以膀胱为州都之官，津液藏焉故也；艮山名会阴廓，属包络者，系以八廓之中，除太阳结于命门，包络属厥阴经外，余廓都是六腑阳经故也；震雷名抱阳廓，属命门者，系因这个命门，不是左肾右命门的命门，也不是两肾中间的命门，而是《内经》所谓的太阳结于命门，命门者目也的命门。而太阳经脉起目内眦，是当震位。震为雷，为阴中之阳，二阴一阳，阴爻在外，阳爻在内，所以称为抱阳廓。巽风名清净廓，属胆者，系因胆腑素称清净也；离火名养化廓，属小肠，系以小肠者受盛之官，化物出焉故也；坤地名水谷廓，属胃者，因胃为水谷之海也；兑泽名关泉廓，属三焦者，以三焦为决渎之官，只有沼泽，方能关其泉水也。八廓分属的意义，仅止于此。在此列出八廓歌括，以便记诵。

八廓歌括

乾天传导属大肠，坎水津液主膀胱，

艮山包络会阴廓，震为雷兮命抱阳，

巽风清净原属胆，离火养化小肠疆，

坤地水谷推胃腑，兑泽关泉是焦乡。

【心悟】

辨八廓血丝还有如下意义：症见满目血丝，而某廓血丝特甚者，多属表证；若气轮色白，仅现某廓血丝一二缕者，则属里证，或属虚证；凡廓上血丝深红紫赤，或紫黑者，皆是相应脏腑中的热甚伤血，血热成瘀的表现。不过，八廓辨证还是要结合全身症状，综合分析病情才会更准确。

（三）

六经：太阳、阳明、少阳、太阴、少阴、厥阴也，分经命名、义理极深，详细经穴载在《灵枢》《甲乙》等经，兹举梗概，以供识别。（以下手足六经起止，均纂自唐容川《中西汇通医经精义》）

足太阳膀胱之脉，起目内眦，上额，交颠，下脑后，夹脊，抵腰，入络肾，下属膀胱，循髀外，下至踝，终足小指。

手太阳小肠之脉，起小指之端，循手外，上肘，绕肩，入络心，下膈，抵胃，入小肠。

足阳明胃之脉，起眼下，入齿，环唇，循喉咙，下膈，属胃，络脾，下夹脐，至膝下，入足中指。

手阳明大肠之脉，起大指次指之端，分合谷，行曲池，上肩，贯颊，夹鼻孔，下齿，入络肺，下膈，属大肠。

足少阳胆之脉，起于目锐眦，绕耳前后，至肩下，循胁里，络肝，属胆，下至足，入小指之间。

手少阳三焦之脉，起小指、次指之端，循手表，上贯肘，入缺盆，布膻中，络心包络，下膈，属三焦，支者出耳上角。

足太阴脾之脉，起大指之端，上膝股，入腹，属脾，络胃，上夹咽，连舌本，散舌下。

手太阴肺之脉，起于中焦，下络大肠，还循胃口，上膈，属肺系，出腋下，至肘臂，入寸口，出大指之端。

足少阴肾之脉，起小指之下，趋足心，循内踝，上股，贯脊，属肾，络膀胱，循喉咙，夹舌本，其支者出络心。

手少阴心之脉，起于心中，出心系，下膈，络小肠，复上肺，出腋下，至肘，抵掌中，入小指之内，其支者上夹咽。

足厥阴肝之脉，起大指丛毛之际，上足跗，循股内，过阴器，抵小腹，属肝，络胆，夹胃，贯膈，循喉咙，上过目系，与督脉会于顶颠。

手厥阴包络之脉，起于胸中，属心包络，下膈，历络三焦，出腋，入肘，抵掌中，循中指之端。

【论理释义】

六经的三阴三阳，出自《轩岐内经》。认为这些经络各有各的阴阳特性，而究其阴阳微甚，才给以少阴、太阴等名称的。这是中医学的理论，是指一定的脏腑经络，它有一定的所在，不是子虚乌有的学说。所以，程钟龄的《医学心悟》说："夫经者径也，行于皮之内，肉之中者也。"不过，对这种经络难以看出它的形态，它是属于一种周流往复的气机。故《内经》说："经脉者，常不可见也，其虚实也，以气口知之。脉之见者，皆络脉也。"就是教人们要从气字上去认识。

　　谈到本书的六经辨证法，则有几个方面：有从六经经络所经的表现来辨的，有从仲景的六经方药来辨的，有从伤寒的病理来辨的，有从眼中的自觉异色来辨的。总的说来，都是以六经来包括脏腑。所以，这里扼要载出六经的经过和起止，即是概括全书的地方。至于本书要举六经来包括脏腑的理由，这是因为要举经才能包括脏腑，举脏腑则不能包括六经。例如说心，专是指的心，就没有包括经络；如果是说手少阴，则是经络和心脏都一齐包括了。有的人要问：六经的解释，纵然像你说的，但用六经来包括眼病，而三阴经脉不上头，只有足厥阴肝脉上过目系，与督脉会于顶颠，则少阴太阴两经能无缺误吗？我说，三阴的脉不上头，不过是举其大者来说，若是微细的经络，则五脏六腑都有上通于目的。所以《灵枢》说："五脏六腑之精气，皆上注于目而为之精也。"华佗《中藏经》说："目形类丸，内有大络者五，心肝脾肺肾各主一络；中络者六，膀胱、大肠、小肠、三焦、胆、包络各主一络。外有旁枝细络，莫知其数，皆悬挂于脑下，达脏腑，通气血。"由此可知，三阴经脉虽然不会上头面，但还是要到达大脑中的，所以眼病之不离六经，这在古代眼科医书上早有论证，不是作者一人的主观臆断。

【心悟】

六经含义：分言之，六者，太阳、阳明、少阳、太阴、少阴、厥阴等三阴三阳之数也；经者，常道也，恒久不变之规律和特性也。合言之，六经即是三阴三阳所代表的各种规律和特性。它包含阴阳规律及特性，标本中气规律及特性，开阖枢规律及特性，五运六气规律及特性，脏腑经络的规律及特性，眼科五轮八廓规律及特性，《中西串通眼球内容观察论》（陈达夫教授1962年所写论文）的规律及特性。应该明白六经与脏腑经络的关系是十分重要的，但绝不能局限于与脏腑经络的关系。明白这个道理才能全面地、准确地把握六经的深义和六经辨证的方法。

1. 六经含义中的阴阳规律及特性

六经的三阴三阳出自《内经》。《素问·天元纪大论》曰："阴阳之气各有多少，故曰三阴三阳也。"由此知六经的根本原是阴阳。六经不过是阴阳派生出来的特殊形式。因此，六经的奥妙首先是阴阳的奥妙。《易·系辞上》曰："易有太极，是生两仪。"我校已故张庵清老先生解释说，所谓太极是指被研究对象在确定界限后笼统未分时的状态。太极一分为二，产生两仪。两仪用符号来代表，"—"代表阳爻，"--"代表阴爻。两仪用文字来代表，就是阴阳。大到天地，小到分子、原子、质子，一切事物都可以用阴阳来代表。《素问·阴阳应象大论》说："阴阳者，天地之道也，万物之纲纪，变化之父母，生杀之本始，神明之府也。治病必求于本。"万事万物都含有太极生两仪的道理，一切太极的两仪都可以阴阳来代表。其间同一个太极中阴阳的含义是恒久不变的，而不同太极的阴阳含义却各不相同。因此，认识阴阳含义的过程就是不断寻求相应太极的过程。这是大家熟知的阴阳中可以再分阴阳，阴阳具有相互依存、相互为用、相互转化等特性外，张老先生为我们讲出的又一重要特性。

2. 六经含义中标本中气规律及特性

《素问·六微旨大论》曰："少阳之上，火气治之，中见厥阴；阳明之上，燥气治之，中见太阴；太阳之上，寒气治之，中见少阴；厥阴之上，风气治之，中见少阳；少阴之上，热气治之，中见太阳；太阴之上，湿气治之，中见阳明。所谓本也，本之下，中之见也；见之下，气之标也。本标不同，气应异象。"这是说一年中气候变化的六种根本特性分别是风、热、火、湿、燥、寒。把这气候变化的六种特性，称为本气。根据六气的阴阳特性，分别以三阴三阳作为它们的标志，即厥阴代表风，少阴代表热，太阴代表湿，少阳代表火，阳明代表燥，太阳代表寒。所以三阴三阳为标，六气为本。所谓中气，就是中见之气，是与本气相关或相反的气。少阳火的中气为厥阴风，阳明燥的中气为太阴湿，太阳寒的中气为少阴热。反之也是一样，厥阴风的中气为少阳火，少阴热的中气为太阳寒，太阴湿的中气为阳明燥。为什么本气之中又可以出现与之相关或相反的中见之气呢？原因之一，是六气变化到一定限度，常可向相反方面转化。例如：热可以向寒方面转化，寒也可以向热方面转化。所以"少阴之上，热气治之，中见太阳""太阳之上，寒气治之，中见少阴"。湿可以向燥方面转化，燥也可以向湿方面转化。所以，"太阴之上，湿气治之，中见阳明""阳明之上，燥气治之，中见太阴"。风可以转化为热，火借风威；火可以转化为风，热极生风。所以"厥阴之上，风气治之，中见少阳""少阳之上，火气治之，中见厥阴"。原因之二，是六气本身也有个盛衰和有余不及的问题。热气有余是热，热气不及便是寒；寒气有余是寒，寒气不及便是热。所以"少阴之上，热气治之，中见太阳""太阳之上，寒气治之，中见少阴"。燥气有余是燥，燥气不及便是湿；湿气有余是湿，湿气不及便是燥。所以"阳明之上，燥气治之，中见太阴""太阴之上，湿气治之，中见阳明"。总的来说，标本中气问题，以阴阳概念来看，就是阴阳之间不但要注意阴阳本身的特点，还要注意它们之间的相互出入，可以由表入里，也可以由里达表。这就是一般说的：太阳与少阴为表里，阳明与太阴为表里，少阳与厥阴为表里。一句话，不管是推测气候变化，抑或是分析疾病转变，都要从整体恒动的观点来加以认识，这就是标本中气的实质所在。以上是《黄帝内经素问运气七篇讲解》（方药中著，人民卫生出版社2007年出版）所解释的道理，我认为这是一种合理的说法。另一种说法是《中西汇通医经精义》的解释："天有六气，人秉之而有六经。六经出于脏腑。脏腑各有一经脉，游行出入，以布其化。而经脉中所络之处，名为中见也。足少阳胆经，由胆走足，中络厥阴肝脏；手少阳三焦经，由三焦走手，中络厥阴包络，故少阳经中见厥阴。手少阳三焦，足少阳胆，同司相火。是相火者，少阳之本气也，故曰少阳之上，火气治之。谓二经之脏腑以火为主，是本气也。中见厥阴，是其中有风气居之也。而其标为少阳经，则又主阳气之初动也。足阳明胃经，属燥土，手阳明大肠经，属燥金。此两经皆燥气主治。手阳明大肠经脉循行络太阴肺而后走手，足阳明胃经脉循行络太阴脾而后走足，故阳明经中见为太阴也。足太阳膀胱经属寒水，手太阳小肠经属君火，手从足化，以寒水为主，故太阳之上统称寒水治之。手太阳经脉循行络少阴心而后走手,足太阳膀胱经脉循行络少阴肾而后走足,故二经中见少阴也。足厥阴肝经属风木,手厥阴包络经属相火,子从母化,以风为主,故厥阴之上,风气治之。手厥阴经中络少阳三焦,足厥阴经中络少阳胆,故二经中见少阳也。足少阴肾经属水阴,手少阴心经属火热,心为君主,肾从其化,故少阴两经统是热气主治。手少阴心经中络太阳小肠,足少阴肾经中络太阳膀胱,故曰中见太阳。足太阴脾经属湿土,手太阴肺经属清金,二经子母同气,故太阴之上,湿气治之。手太阴肺经络手阳明大肠,足太阴脾经络足阳明胃,故曰中见阳明。所谓本也句,总结上文,谓六经之上,其主治者皆主气也。本气根于脏腑,是本气居经脉之上也。由本气循经下行,其中络者,中之见也。由中见之下而经脉外走手足,以成六经。又各有太少阳明厥阴之不同,则又系六经之末,故曰气之标也。或标同于本,或标同于中,标本各有不同,而气化之应亦异象矣,故六经各有病情好恶之不一。仲景伤寒论全根于此,不可不详究焉。”以上从天之六气与人体的脏腑经络联系起来解释六经的标本中气,也很有道理。

3.六经含义中的开阖枢规律及特性

六经的开阖枢表现为太阳为开,阳明为阖,少阳为枢;太阴为开,厥阴为阖,少阴为枢。《中西汇通医经精义》解释说:“太阳膀胱气化上行外达,充于皮毛,以卫外为固,故太阳为开。凡邪自外入,皆太阳不能主开之过。阳明胃经,主纳水谷,化精汁,洒行五脏六腑;化糟粕,传入大肠小肠。其气化主于内行下达,故阳明主阖。凡是呕逆自汗等,皆阳明不能主阖之过。少阳三焦,内主隔膜,外主腠理。内外出入之气均从腠理往来,故有邪在腠理,则寒热往来。太阳之气,不得外达诸症,上下往来之气均从隔膜行走，故有结胸、陷胸，邪欲入胃则呕，甚则呕吐不止诸症。凡此皆少阳不能司其枢转之过也。太阴为开者，手太阴肺主布散，足太阴主运行。凡血脉之周流，津液之四达，皆太阴司之，故曰太阴为开也。厥阴为阖者，足厥阴肝经，主藏下焦之阴气，使血脉藏而精不泻；手厥阴心包络，主藏上焦之阴气，使阴血敛而火不作，故曰厥阴为阖也。少阴为枢者，手少阴心经，内合包络，下生脾土，故为二经之转枢。足少阴肾经，上济肺金，下生肝木，亦能为二经之转枢也。此数者，为审证施治之大关键，不可不详究也。"

4. 六经含义中的五运六气规律及特性

《素问·五运行大论》说："帝曰：寒暑燥湿风火，在人合之奈何？其于万物，何以生化？岐伯曰：东方生风，风生木，木生酸，酸生肝，肝生筋，筋生心。其在天为玄，在人为道，在地为化，化生五味。道生智，玄生神，化生气。神在天为风，在地为木，在体为筋，在气为柔，在脏为肝。其性为暄，其德为和，其用为动，其色为苍，气化为荣，其虫毛，其政为散，其令宣发，其变摧拉，其眚为陨，其味为酸，其志为怒。怒伤肝，悲胜怒；风伤肝，燥胜风；酸伤肝，辛胜酸。"这段文字阐述出一个道理，即自然气候变化与自然界各种物化现象，包括人体生理及病理生理现象都密切相关。自然气候变化是一切生命的基础，如果没有自然界正常的气候变化，也就没有人，没有物，没有生命。所以《内经》将六气称为六元。在六经的标本中气中，称六气为本。那么，六气是如何与人体生理病理及自然万物相联系的呢？首先就方位中的东方说起。因日出东方，东方为阳气初生之位，因阳气萌动而生风，故曰东方生风；因阳气萌动如春，万物复苏，草木发芽，故曰风生木；草木的果实多酸味，故曰木生酸；由于酸味与肝的生理病理相应，肝病证候常出现泛酸、喜酸，治疗肝病的药物常为酸味，故曰酸生肝；由于肝病常表现出拘急痉挛或肢体屈伸不利，与筋关系密切，故曰肝生筋；由于肝与心之间，肝对心有资生助长的作用，在治疗上补肝也就可以补心，心的搏动也可看作筋的作用，故曰筋生心。这是中医观察自然界的现象，总结归纳这些现象间的相互联系规律所经常采用的取类比象方法。

在研究自然气候变化与万物生长，人体生理活动方面为什么要采取取类比象的方法呢？《素问·五运行大论》原文"其在天为玄，在人为道，在地为化，化生五味，道生智，玄生神，化生气"就讲了这个道理。原文的玄，有玄远、深远或不能完全理解之义。"在天为玄"意在天道玄妙，一时还不能弄清楚。这里所说的"道"，即道理或规律。"在人为道"，意即天道虽然玄远，但人总得要探索其道理，寻找其变化规律。"在地为化"中的"化"，即变化。《天元纪大论》曾对"化"字做过解释，即"物生谓之化"。"化生五味"中的"五味"是指可以供人食用或药用的动植物。化生五味指天地间的变化可以从自然界动植物的生长变化情况反映出来。"智"即聪明才智，也就是人的智慧。"道生智"，也就是由于人的智慧可以总结出自然变化的规律。联系上句，就是说由于人的智慧，就可以根据自然界动植物的生长变化情况来探索和总结自然界的变化规律。"玄生神"句中的"神"字，应该理解为整个自然界中包括人体在内的一切生命活动的正常表现。"玄生神"即是原本不能完全理解的道理都可以从自然界包括人体在内的一切生命活动的正常表现得到认识。"化生气"的"气"字，指作用或功能。这段话前后加以联系，就可以说自然界变化的道理虽然极其复杂深远，当前一时还弄不清楚，但是由于他本身的变化和运行规律总可以通过对土地上的各种物化现象表现出来，因此也就可以根据自然界中各种物化现象来探索其内在实质，总结其变化规律。这就说明中医学在研究自然变化的规律时，为什么要采取取类比象的观察、认识和说理方法。以上只是摘取《内经》小部分内容作举例说明。欲知全貌，还得在《内经》中去深入学习。要深入了解六经辨证学理，也要在《内经》中下大功夫。

5.《中西医串通眼球内容观察论》中六经的含义规律及特性

①西医学的脉络膜，应属中医学的手少阴心经。

②西医学的视神经和视网膜、虹膜、睫状体以及睫状小带，均应属于中医学的足厥阴肝经。

③西医学视网膜的黄斑区，应属于中医学的脾脏精华。

④眼中一切色素，应认作中医学的足少阴肾经。

⑤西医学的玻璃体，应属于中医学的手太阴肺经。

⑥西医学的眼中房水，应看作中医学的足少阳胆经。

综上所述不难看出，六经包含着天地万物之间的相互联系、相互依存、相互制约的关系，以及生灭变化、升降出入的运动规律，其中也包括人的生命活动与自然变化的联系规律及特性，所以老师有万病不离六经之说。

（四）

《内经》说："肝开窍于目，藏精于肝""人卧则血归于肝，肝受血而能视，虚则目䀮䀮无所见。"

【论理释义】

肝开窍于目，是指足厥阴肝经上连目系，肝与目相通的道理。加之五液当中，泪为肝液，人的眼泪必自睑边泪窍流出，即是肝脏有窍在目的证明。至于藏精于肝，是说眼中需要的一切精纯物，都是储存在肝上，随时不断地运转上眼，以供其用。但是"人卧则血归于肝"的说法，又当如何解释呢？因为人的肝脏无时无刻都有血，如果说是人要睡，血才归肝，那么人不睡时，肝脏就无血吗？全身血液又怎样循环？殊不知这个说法，并不是说的血液，而是指的血中真阴而言，是说血中的真阴要入睡才归肝。血阴归肝，人才能入睡这个道理，也就是寐则魂归于肝的意思，也近于每日十二时辰，每时当中，人身的荣卫要在一脏或一个腑内，作个会合的微旨。肝脏要能受此血中真阴，双目方能瞻视。如果不得这种真阴则肝虚，虚则两目茫然，不起视觉作用。如以熬夜的人来说，只要他熬过几夜，白天又不愿少睡片刻，即是健康的眼睛也会出现昏花模糊的情况；但一得睡眠，其昏花模糊顿然消失。由此证实，肝受血阴，眼睛才能观看物体的理论，这并无半点虚假。

（五）

《内经》说："肾虚则目眈眈无所见。"

【论理释义】

上节说肝虚则目眈眈无所见，此节又说肾虚则目眈眈无所见，这两种说法究竟哪种说法是正确的？其实这两种说法，各有各的道理。肝虚、肾虚都能令人目盲，在临证时，对两者都应留意到。因为肝开窍于目，而肾则司其明，肾气和肾水必须上充满目，眼才能发挥视觉作用。如果肾脏衰损，病到眼上，则瞳中缺坏昏蒙，盲同肝虚，所以肾虚则目眈眈无所见。

（六）

《素问·五脏生成》说："心之合脉也。"又说："诸血皆属于心。"又说："诸脉皆属于目。"

【论理释义】

心之合脉也，诸血皆属于心，是说人体的脉，都是同心相连的；而心主血，所有一切脉中血液，都要由心主宰，往复循环于心脏中的意思。至于诸脉皆属于目，则是说所有的五脏六腑脉管，都与目相通而总属于手少阴心经。现代的眼科医学，证实了眼中有血管，如果血管有病，就应当从手少阴心经来治疗。

（七）

《内经》说："目得血而能视。"

【论理释义】

目得血而能视的意义，又与肝受血而能视的义理不同。肝受血而能视，是专指肝脏血中真阴而言。目得血而能视，是指在全身脉络中循环流通的血液，也即是上节所谈的脏腑上属于目的脉中血液，这种血液上行于目，眼睛才能视物；如果没有这种血液的循环，那么虽然有双眼，还是不起视觉作用的。但是这种血液，又不可过多过少，太过或不及都要出病。所以，张子和说："血太过则目壅塞而发痛，不及则目昏而失明，故少年之人多太过，老年之人多不及。"

（八）

《金匮真言论》说："中央黄色，入通于脾。"

【论理释义】

此节不须作者解释，只须以经解经，则道理自明。《素问·阴阳应象大论》说："中央生湿，湿生甘，甘生脾，其在天为湿，在地为土，在体为肉，在脏为脾，在色为黄。"

（九）

《灵枢·天年》说："五十岁肝气始衰，肝叶始薄，胆汁始灭，目始不明。"

【论理释义】

此节是说胆汁生于肝脏，而这种胆中精汁必须注到眼中，视力方能明澈。如人年老，肝气也就随之而弱；肝气不足，则肝叶也就随之而薄。肝脏薄弱，则胆汁自然减少，而胆中精纯之物，即不能供应眼中的需要，所以目视不明。作者认为，这种胆汁精华，应看作风轮里面的水，也就是傅仁宇所谓的"眼中神水"。因为风轮属肝，肝胆互相为表里，而在脏腑当中，也是胆附于肝的缘故。这样认识，在临证时会方便不少。有些病员，经过现代眼科医学的确诊，认为是虹膜发炎，房水浑浊，即加以泻肝清胆之法，大多收效。

（十）

目病虽多由肝，而常统于肺。

【论理释义】

目为肝窍，发病多由于肝，既然说是由肝，为什么又说常统于肺呢？因为肺在人体中称为华盖，罩盖脏腑，名曰相傅，以司制节，上结眼目，即为白珠。各经经脉到了眼内，都非通过白珠不可，眼目的病大多涉及白珠，所以说目病常统于肺。临证处方，有时须把肺脏照应着。

（十一）

《难经》说："肝气通于目，目和则能辨五色。"

【论理释义】

此节症形，是指厥阴经络的玄府通或不通来说的。如果肝经的玄府畅通，肝气即能上升，肝气上升则目中即有主宰。五脏之精各属其用，就能分辨五色；如果厥阴经络的玄府闭塞，则肝气难于流通，目中就不调和，目中不和则五脏之精颠倒混乱，就不能分辨五色。

（十二）

《保命集》说："目病在腑为表，在脏为里；暴发为表，久病为里。在腑当升散，在脏应温补。暴发易治，久病难疗。"

【论理释义】

大凡内病都有在经、在腑、在脏的不同。在脏为里，已属千古定义。而据伤寒看来，在腑也是里证，为何此节却说是在腑为表呢？因为腑属三阳在表，脏属三阴在里，而眼睛的病又少有像伤寒的入腑恶症，所以病虽在腑，多数还是主升散，以求表解的意思。不过这种立论，是指多数眼病而言，如果少数病员腑中积结，还是应当本里实治法，不必拘泥于腑为表的限度里。暴发为表，也是指的多数眼病而言，间或也有里证暴发的。总之，眼病暴发者易治，久病者难疗。

【心悟】

六经辨证的实质即是以六经之常去观察分析疾病的非常变化，就是通常达变的方法。它重在提示辨证的方法，重在疾病表现的色、脉、症与病程的综合分析。疾病千变万化，六经辨证的方法也是多元化的。

太阳目病举要篇

（一）

凡目暴病，白珠红赤，大眦内震廓血丝较粗，或从上而下者特甚，鼻鸣或不鸣，脉浮，微恶风或顶巅脑项痛，或半边头肿痛，太阳伤风也，法当温散，宜桂枝汤。设风轮、水轮起翳者，有兼证也，则当随经兼治之。

桂枝汤：桂枝三钱，白芍三钱，甘草二钱，生姜三钱，大枣二枚。

【论理释义】

眼突然患病，要作暴发为表的看法，白珠红赤，即是常统于肺的道理。眼睛的病，虽分五轮与八廓，而有一般病者，观其轮廓，没有显著病形。或血丝满布，却无粗细之分。此种状况，应根据病情，用六经的准绳来判断治疗。有时认轮廓，有时认六经，时综合来看，时而分别来看，时而又从全身病情来看，在临证时才来决定取舍。一切眼病，都应作如是观。所以，震廓虽属太阳，有时却又要从手少阴心上去看。此节所谈眼睛病形，是指太阳中风而言，属表虚。所谓大眦内震廓血丝较粗者，是因足太阳经脉起于目内眦。《内经》说："太阳结于命门，命门者目也。"而命门廓位适当震方的关系。又说血丝从上而下，则因足太阳为目上纲的关系。肺主皮毛，风邪由皮毛内袭，阻碍肺气，所以鼻鸣。风邪伏肌腠间，鼓动脉搏外出，所以脉浮。风邪突开毛窍，毛窍不闭，所以恶风。风邪阻滞了头项间的太阳经络，所以顶巅脑项痛。时或风邪只伤了太阳经络或左或右的一支，所以半边头肿痛。这种头痛，就不能看作厥阴的顶巅痛、厥阴的偏头痛或有痰有火的半边头痛，因为它有别的太阳症状可区别。不举恶寒等症者，则因眼目的病大多是邪在局部，不似伤寒，少有恶寒的。虽不提恶寒，而太阳之受病则一理，故此节仍本伤寒法，主用桂枝汤。不过眼目的病兼症极多，如果瞳神或乌珠上起有翳膜，则是太阳与别经兼病，专用桂枝汤则难收效，又当在桂枝汤内来随症化裁。

【心悟】

此节条文是讲太阳伤风表虚目病的辨证方法和辨证依据，其中暴病和脉浮是辨表证的依据，鼻鸣或不鸣，脉浮，微恶风是辨伤风表虚目病的依据。暴病白睛红赤，大眦内震廓血丝较粗，则是依据八廓辨证属太阳表证目病；血丝"从上而下者特甚"，是依据经筋分布辨太阳目病；"或顶巅脑项痛，或半边头肿痛"，是依据太阳经脉循行分布诊断太阳目病。

临床上的实际情况，是一个患者很难具备以上几种特征。但是只要具备其中的某种定位、定性的特征，即可诊断太阳伤风表虚目病。

眼科六经辨证是承袭伤寒六经辨证来的，因此《伤寒论》中定下的辨太阳伤风的依据，也应该是眼科六经辨证的依据。凡目病白睛红赤，兼发热、汗出、恶风、脉缓者，亦可辨太阳伤风表虚目病。目病患者，脏无他病，时发热自汗出者，亦是太阳伤风表虚目病，均可用桂枝汤主治。

笔者临床以太阳主开辨，即大泡性角膜炎，用桂枝汤治疗验案。

案例1 熊某，男，59岁。

1981年4月29日初诊：自诉左眼自1977年患大泡性角膜炎，反复不愈，迄今已有4年余。自觉眼痛难忍，时如刀割，伴涕泪长流、鼻塞、口干、腹痛、大便坠胀、手掌常常脱皮等症。出示以往用药，有石决明散、甘露饮、三仁汤、甘露饮石决明散各半方，以及以上诸方加杀虫药。

检查：左眼上胞浮肿，白睛发红，血丝细碎，无眵。裂隙灯下见角膜中央表面有一灰色膜附着。苔薄白，舌淡红，脉浮缓。

诊断：左眼大泡性角膜炎。

辨证：肝经风热兼湿热生虫。

处方：石决明25g，草决明25g，青葙子18g，白芍15g，木贼15g，荆芥10g，麦冬10g，芜荑10g，百部10g，地肤子30g，乌贼骨30g。

1981年5月9日复诊：服上方4剂后，眼痛及手掌脱皮减轻，腹痛及大便坠胀消失。

检查：左眼胞仍浮肿，白睛发红，裂隙灯下见黑睛中央表层有一大泡隆起，质地透明。

辨证：因胞睑在五轮属肉轮，主脾胃，胞睑浮肿及角膜水泡是脾虚不能运化水湿之故。

处方：苍术15g，生石膏15g，知母10g，荆芥12g，防风12g，薄荷10g，地肤子30g，乌贼骨30g，甘草3g。

1981年5月16日三诊：服上方的前几天眼痛减轻，昨天眼痛又加重，痛时鼻塞，涕泪长流。目痛平时用热敷可以减轻，用冷敷则会加重。

辨证：以五轮辨证的结果，无论从黑睛属风轮主肝，或是从胞睑属肉轮主脾，皆未能解决黑睛水泡的产生。其间疼痛的减轻，不过是角膜水泡破裂后角膜上皮重新修复，与再次破裂之间的短时缓解假象，并未消除角膜水泡的反复发生。不得已，另辟蹊径，按六经的开阖枢和六经的本标中气辨证。以白睛血丝细碎淡红，结合热敷则疼痛减轻，以冷敷则疼痛加重，辨病因属伤寒。太阳主开是指太阳膀胱之经气上行外达，充于皮毛，以卫外为固。凡邪自外入，皆太阳不能主开之过。而太阳之经气不但充于皮毛，也布护于黑睛表层。在人们日常活动中，黑睛暴露于外，容易感受外邪，必须依赖太阳经气布护于黑睛表层，才能抗御外邪的侵袭。黑睛表层反复发生水泡，应是太阳表虚不能外御风寒之过。

治法：疏风散寒，调和营卫，兼杀虫退翳。

处方：桂枝 10g，白芍 10g，大枣 10g，甘草 3g，芜荑 10g，百部 10g，乌贼骨 30g，生姜 10g。

1981 年 5 月 19 日四诊：服上方后，5 月 17 日疼痛若失；至 18 日中午服完第 2 剂，今日凌晨 5 时又发生一次疼痛，但疼痛程度减轻，时间缩短。

处方：原方再进 4 剂，嘱每次服药后立即吃热稀粥一碗。

1982 年 11 月 14 日至患者家中追踪访问。患者自诉，去年服完 5 月 19 日开的 4 剂药后，未再出现目痛。经其他医院检查，左眼大泡性角膜炎已痊愈。

案例 2 盛某，女，39 岁。

1989 年 1 月 26 日初诊：右眼自 1987 年 6 月开始发病，1988

年 3 月加重。自觉右眼反复发生疼痛，流泪，白睛发红，口唇及口腔于月经前生溃疡，鼻生疖疮，肛门发痒。

检查：右眼黑睛表面一囊泡，白睛淡红，血丝细碎，无眵。

诊断：右眼大泡性角膜炎。

辨证：依据口腔及口唇生溃疡，判断患者属太阴阴虚夹湿热生虫。

治法：养阴清热，除湿杀虫。

处方：甘露饮加芜荑 9g，乌贼骨 30g。

1989 年 2 月 18 日复诊：服上方后，溃疡减轻，目痛如故。

处方：甘露饮加鹤虱、石决明、乌贼骨。

1989 年 2 月 23 日三诊：溃疡已愈，仍目痛难忍。

辨证：目痛难忍是角膜水泡未愈所致，应属太阳表虚伤风证。

治法：疏风散寒，调和营卫。

处方：桂枝汤加乌贼骨，服后立即吃热稀粥一碗。

1989 年 2 月 24 日四诊：服上方后，今日上午疼痛减轻，白睛血丝消散。

处方：原方再进 4 剂。

效果：病情痊愈，未再复发。

（二）

凡目暴病太阳，白珠血丝作淡红色，涕清如水，泪涌如泉，畏光甚，无眵，两眉头痛者，寒也，麻黄汤主之。

麻黄汤：麻黄三钱，桂枝三钱，杏仁二钱（去皮尖），甘草一钱。

【论理释义】

此节说目暴病太阳，即是说病同上节的太阳证，不拘脉搏的紧与不紧，只须看他的白睛血丝作淡红色，涕清如水，泪涌如泉，畏光无眵，两眉头痛，即知他是太阳伤寒的表现，则当给与麻黄汤。因为寒邪伤人，则毛窍闭塞；毛窍闭塞，则寒气更凝滞，寒凝则皮肤腠理必紧缩；皮腠紧缩，则血脉拘束；血脉受束，则孙络中的血液必然减少，血少则色不浓，并且本症是在气分，而不是在血中，所以白珠虽有血丝作病，而其色只呈淡红。涕清如水，是寒邪伤了肺脏，泪涌如泉，是寒邪阻滞了泪道下窍。畏光，是寒邪闭塞了目中玄府。无眵，是无热的特征。两眉头痛，是外邪结阻太阳路道的表现。有了这些症状，即是太阳表实，所以宜用麻黄汤。

【心悟】

以白睛红赤辨伤风，以白睛血丝作淡红色辨伤寒，是对伤寒六经辨证的发展。

老师在释义中说："此节说目暴病太阳，即是说病同上节的太阳证。"其意当是目病患者具有"大眦内震廓血丝较粗，或血丝从上而下特甚，或顶颠脑项痛，或半边头肿痛"等证候。我认为目病患者即使没有以上症状，只要具有本节所说的"白珠血丝作淡红色，涕清如水，泪涌如泉，畏光甚，无眵，两眉头痛者"即是太阳伤寒表实证。理由是：暴病属表，白珠血丝作淡红色，是伤寒，《内经》说"诸病水液，澄澈清冷，皆属于寒"，据此知"涕清如水"亦是伤寒；两眉头痛也是太阳经脉循行分布之处，是辨识太阳症的确切依据。

此节证候还可以六经的标本中气结合六经的开阖枢来辨证，即太阳本气为寒，主开，司人体一身之表。因此，只要见目暴病白珠血丝作淡红色、涕清如水、泪涌如泉、畏光甚、无眵等症，即可辨太阳伤寒表实目病。而两眉头痛不作必具证候。

（三）

太阳目病日久，不畏光，眵，鼻不阻，脉不浮，头不痛，而白珠血丝不退，小便短黄或短涩者，小建中汤主之。

小建中汤：白芍六钱，桂枝三钱，甘草二钱，大枣二枚，生姜三钱，饴糖五钱。

【论理释义】

三阳经脉，皆属六腑。眼病的病在太阳，自应用在腑为表的学说来诊断。但是，此症初起虽在太阳，而久病不愈，鼻已不阻，脉已不浮，头已不痛，仅仅是白珠的血丝不退，则知其表证已罢，应作久病为里的治法。既不畏光，又无眼眵，则知其病非有余，只须见其小便短黄或短涩，即是中气不足，小肠与膀胱的气机不利。证属里虚，必须予以小建中汤，以固中而化太阳之气。

（四）

太阳目病，伤风或伤寒，本风寒治法不愈，两睑反硬痛红肿，结眵干黄者，宜桂枝二越婢一汤。

桂枝二越婢一汤：桂枝二钱，芍药三钱，麻黄二钱，甘草一钱，大枣一枚，生姜三钱，石膏三钱。

【论理释义】

此节症形，是说太阳经伤风和受寒的目病，自应用桂枝汤和麻黄汤来医治。但是，病偏不好，反而两睑红硬肿痛，结眵干黄，则知此病已不全在表，已属太阳邪热内陷，陷于肌肉之间，成为里实的症状，须用桂枝二越婢一汤以清其里，里清则病邪自能由表而出。

【心悟】

六经辨证必须以当前征象，结合疾病发生发展的过程来分析病理。本节论理是说明患者曾经有目病伤风或伤寒的征象表现，虽经治疗原有征象未愈，而进一步发生两睑硬痛红肿和结眵干黄，是太阳之风寒邪气未得外解而内陷于阳明肌肉之间，因此要以桂枝二越婢一汤解表清里。余意以为患者初病具有目病伤风或伤寒征象，即使未经治疗，在原有征象的基础上进一步出现两睑硬痛红肿伴结眵干黄者，也是太阳风寒邪气化热内陷阳明肌肉的结果，亦当治以桂枝二越婢一汤。

（五）

本太阳伤风症，服桂枝汤不解，眵干，小便黄，大便结，胃满口燥者，宜桂枝加大黄汤。

桂枝加大黄汤：桂枝三钱，芍药六钱，甘草三钱，生姜三钱，大枣二枚，大黄二钱。

【论理释义】

此节症形，是说太阳伤风阳邪内窜，将成里实的情形。何以知其将成里实呢？因见其眵干则是热，小便黄是热邪有犯小肠和膀胱，大便结、胃满是热邪已犯大肠和胃上，口燥是热伤津液。所以，应用太阴治法，在桂枝汤内加大黄。

【心悟】

笔者临床以桂枝加大黄汤治太阳阳明合病验案。

案例1 患者，王某，女，39岁。

2003年12月5日初诊：自述多年来，每逢冬天寒风一吹则胞睑发红，尤以睑缘为甚；伴流泪，无眵，口和，二便调。苔薄白，脉平。

辨证：卫虚不固。

拟方：玉屏风散。一日一服，水煎服，连服6剂。

2003年12月12日复诊：症稳。

拟方：原方加石膏15g，茵陈10g，再进6剂。

2003年12月19日三诊：询知其便秘，望其胞睑色青黯。

辨证：患者便秘是胃家实之症。玉屏风散之黄芪、白术益气升阳，不利于阳明腑气之通下，所以前方无效。病因冬天受寒风吹袭而发病，应是太阳伤风表虚证，便秘是阳明胃家实。因此，本病应是太阳阳明合病。

拟方：桂枝汤加酒大黄。一日1剂，连服6剂。

方义：以桂枝汤温散以调和营卫，解太阳之邪；以酒大黄之苦寒通下，泄阳明之燥热。

2003 年 12 月 26 日四诊：便秘、畏风均减轻，询知患者平素便秘，常服排毒养颜胶囊，故初诊时称二便正常。

处方：桂枝 10g，白芍 10g，大枣 10g，甘草 3g，生姜 10g，酒大黄 10g。

煎法：先煎前 5 味，水开后约半小时，再加酒大黄煎 3 分钟即成。

医嘱：停服排毒养颜胶囊。

2004 年 1 月 2 日五诊：畏风大减，胞睑颜色接近正常，大便一日 1 次。

处方：原方再进 6 剂。

（六）

本太阳伤风症，服桂枝汤不解，血轮反加赤痛，小便黄，大便结，心下痞，眵干而硬者，予以大黄黄连泻心汤，照伤寒服法，须麻沸汤渍之。

大黄黄连泻心汤：大黄二钱，黄连二钱，以麻沸汤渍服。

【论理释义】

此节症形，是说的太阳邪热内陷，侵袭胃腑，热留于中，所以才有心下痞，大便结，眵干而硬的热结现象。兼之太阳的里面是少阴，而手少阴心的血轮又是在大眦头内，所以太阳的热邪内袭，即可以入心经而引起血轮赤痛。心热即能移热于小肠，小肠有热，也能引起小便黄色，所以宜用大黄黄连泻心汤，则太阳的里实始解。

（七）

目病桂枝症，而病人素嗜酒，即不得投以桂枝汤，当以葛根黄芩黄连汤清其里，或用苍术白虎汤。

葛根芩黄连汤：葛根四钱，黄芩三钱，黄连一钱，甘草一钱。

苍术白虎汤：苍术三钱，石膏三钱，知母二钱，甘草一钱，粳米八钱。

【论理释义】

此节症形，是说平日好酒的人，如果患了太阳伤风的眼病，还是同《伤寒论》中的道理一样，不可吃桂枝。因为好酒的人，肠胃具有湿热，全身经络都变成阳络，甘温的药即不接受，所以宜用葛根黄芩黄连汤和苍术白虎汤之类以清其里，则表证自愈。

（八）

小儿麻疹后，眼胞红肿，紧闭不睁，白珠血丝深红紫赤，风轮水轮起翳，或陷或突，眵干，鼻孔结血，以葛根黄芩黄连汤加紫草、胆草、海螵蛸治之。

葛根黄芩黄连汤加味：葛根二钱，黄芩二钱，黄连一钱，甘草一钱，紫草一钱，胆草一钱，海螵蛸二钱。

【论理释义】

麻疹病变应列在麻疹当中，为何此节病形却列在六经内面？因为仲景大法，是以六经为经，而以杂病为纬，不论任何杂病，医生的辨证都不能不从六经看问题，所以本篇对于一切杂病引起的眼病，完全列在六经当中。话虽如此说，而本节病形，脏腑齐困，血分气分都是热象，又根据什么理由将此症列在太阳经中？因麻疹为病，虽由内伏，而初起之时，少有不借外因作媒介的，既借外因，则太阳经络又是人的肌腠以外的一道门户，贼邪之来，非从此入不可，故将此节列于太阳，以便和上节互勘，以见葛根黄芩黄连汤的加减变化。

（九）

目病伤风，不畏光，无眵，风轮上起灰白色翳膜，甚至遮盖瞳神者，于桂枝附子汤中，重加海螵蛸以治之，或兼点涩化丹。

桂枝附子汤加海螵蛸：桂枝三钱，附片五钱，生姜三钱，大枣二枚，甘草二钱，海螵蛸一两，白芍三钱。

【论理释义】

此节症形，是说太阳与少阴表里都虚的状况，太阳伤风自然是属表虚，而太阳之里即是少阴。少阴肾虚，则表邪极易窜入，所以风轮上的翳膜能够遮盖瞳神。既不畏光，又不生眵，纯是不足现象。所以，宜用桂枝附子汤加海螵蛸，以温化退翳；或外点涩化丹，也属于温化法。

【心悟】

结合（一）条下医案比较分析，此条证候绝无案例中的风轮表层反复生泡、破损、修复征象，风轮所起灰白翳膜是病损不局限于风轮表层，而是较深。既如是，何不按风轮属肝而诊断厥阴目病，却仍然诊断为太阳目病呢？是因有目病伤风的表现。再与

（三）条结合看，本条所论当是太阳伤风目病日久，病及少阴的表里俱不足的虚寒证，所以要用桂枝附子汤加海螵蛸温化退翳。若能兼点涩化丹，则疗效更佳。

（十）

气轮血丝细碎红赤，微畏光，无泪，眵多黄硬，日久不愈，脉数而紧者，主以麻杏石甘汤。

麻杏石甘汤：麻黄三钱，杏仁二钱，石膏三钱，甘草二钱。

【论理释义】

此节症形，是说太阳表里俱实。这个里字，就不是指少阴，而是说的太阳寒邪伏于阳明经络，蕴结成热而酿成的里实。里实的表现即是微畏光，无泪，眵多黄硬，日久不愈的一切情形。但是说它寒邪内伏，又从哪里来判别呢？即是从血丝细杂红赤，脉数而紧的证据，故宜用麻杏石甘汤以解其表而转其里。

【心悟】

笔者临床治疗太阳里实目病案例。

案例1 张某，男，成人。

1976年10月18日初诊：左眼球后牵扯痛，痛连后脑；伴耳鸣，耳心痛，尿频而少，口干不欲饮。

辨证：眼球后牵扯痛，病在目系。目系虽与足太阳、足阳明、足少阳、手少阴、足厥阴都有关系，可是根据《伤寒论》分析病理，尿频而少、口干不欲饮属于寒邪内伤太阳之腑，水气不化的表现。并且足太阳的经脉是循项入脑而属目系，故应诊断为太阳伤寒里实目病。

治法：温阳化气行水。

处方：五苓散加川芎、羌活。

疗效：服此方 2 剂，疾病痊愈。

案例 2 孙某，男，49 岁。

2019 年 9 月 11 日初诊：素患高血压，近两年自觉左侧头比右侧头小，伴眼球如线内收，兼耳鸣、小便频数不利。2019 年 9 月 9 日经核磁共振检查头颅，诊断：①右侧半卵圆中心及双侧额顶叶少许小缺血灶；②左上颌窦囊肿；③头部 MRA：颅内大动脉及主要分支未见异常。视力：右眼 4.5，左眼 4.1。

辨证：左眼球如线内收伴小便频数不利，是太阳伤寒。寒伤经络致经络收引，则眼球如线内收；寒伤太阳之府致水气不化，则小便频数不利；自觉左侧头比右侧头小，伴耳鸣，是气虚之故。

治法：益气温阳，化气行水。

处方：桂枝 15g，白术 15g，茯苓 15g，泽泻 10g，猪苓 10g，党参 30g。

一日 1 剂，水煎服，3 剂。

2019 年 9 月 16 日复诊：自觉左侧头小、眼球如线内收及耳鸣均减轻。视力：右眼 4.9，左眼 4.3。

处方：上方不变，再服 6 剂。

阳明目病举要篇

（一）

气轮血丝满布，乾廓坤廓尤多，羞明、流泪、额前痛、目眶痛者，病在阳明。阳明应恶热，今病人反恶风寒，项背强，微有汗者，风伤阳明之表也，主以桂枝加葛根汤。

桂枝加葛根汤：桂枝三钱，白芍三钱，葛根三钱，甘草二钱，生姜二钱，大枣二枚。

【论理释义】

太阳经络行身之背，阳明经络行身之前，已载在本书六经经络起止中，读者细查，自然明白。所谓项背强、恶风寒等，原属贼邪伤了太阳经的太阳证，为何此节症形却认作阳明表证呢？这个辨认，则非在阳明经络的表现上去探看不可。足阳明胃之脉，是起于眼下为目下纲，而额前又属阳明，此症额前痛、目眶痛，即是阳明的病状。乾廓属大肠，坤廓属胃，都是手足阳明经络，此症乾坤二廓的血丝较多，也是阳明受病的证据。羞明，自然是玄府闭塞；流泪，属于泪窍下道不通；血丝满布，要认作目病肺统；而恶风寒、项背强、微有汗等，则属柯韵伯先生所说的太阳风邪直中阳明的关系，症属于表。所以此症要认作阳明表虚，宜用桂枝加葛根汤，以通阳明经络。但是，阳明经络是在身前，太阳经络又是在身后，为什么太阳风邪又会中及阳明呢？因为阳明经络虽在身前，而它的属络则遍布于全身的肌肉当中，与太阳所主的肌腠正相连接。阳明表虚，则太阳风邪即能乘虚而入，所以此症宜用桂枝加葛根汤，方能引邪出外。

【心悟】

此条症形纵无乾廓、坤廓特殊血丝表现，也能诊断阳明伤风表虚目病。具体医理，老师在【论理释义】中已经阐述明白，不再赘述。

（二）

病同上节，而独无汗者，葛根汤主之。

葛根汤：葛根四钱，麻黄三钱，桂枝二钱，芍药二钱，甘草二钱，生姜二钱，大枣二枚。

【论理释义】

三阳经在平常的情形，太阳是主开，阳明是主阖，少阳是主枢。上节和本节都是说的阳明失去主阖的功能，因而受了风寒的病变。上节说的是表虚伤风，此节说的是阳明受寒致成表实的现象，所以宜用葛根汤以解阳明的表实。虚实之辨，即是以微有汗和无汗来分。

（三）

乾坤二廓血丝特甚，作梗而不畏光，不恶热，不恶风寒，食则欲呕者，吴茱萸汤温之。

吴茱萸汤：人参四钱，吴茱萸二钱，生姜四钱，大枣二枚。

【论理释义】

此节症形，属阳明里虚。何以要认作阳明？因为乾坤两廓的血丝较多，所以说是症在阳明。何以要认作虚证？因为血丝虽多虽梗，而独不畏光，所以要认作虚象。不恶热，说明肌无邪热；不恶风寒，是表无病变的证据。因其食则欲呕，即知其胃壅虚寒，症属于里，宜用吴茱萸汤才能温化。有热呕者，不在此例。

【心悟】

但凡目病伴见不畏光、不恶热、不恶风寒、食则欲呕者，均可用吴茱萸汤，而不必见乾坤二廓血丝特甚症。胃壅虚寒目病之食则欲呕，尚可结合望舌诊脉以助辨证。

（四）

阳明目病，畏光，鼻干，眵干，舌苔白厚，脉洪而数，每日辰时，额前剧痛，过时则额痛复减者，人参白虎汤加白附子主之。

人参白虎汤加白附子方：人参四钱，知母二钱，生石膏四钱，甘草三钱，粳米一两，炒白附子三钱。

【论理释义】

此节症形，是说阳明腑热，症属于里，也属于实。因为热甚则闭郁了目中玄府，所以还是要畏光；鼻干，眵干，是胃热伤及肺脾；舌苔白厚，是阳明里热，舌如积粉的现象；脉搏洪数，是脉上现的热征；至于每日辰时额前剧痛，过时则额痛复减者，是由热极生风，阻挠了营卫在胃上的交会，所以宜用人参白虎汤加白附子，以清热而祛风。

【心悟】

笔者临床治疗辰时困倦目病案例。

喻某，男，43岁。

2018年7月7日初诊：患青光眼多年未愈。近期常胃胀嗳气，每天上午8～9时精神困倦，过时则困倦消失，两额角紧痛，右腿外侧麻痛，大便一日3次，苔白，脉弦。

辨证：上午8～9时属辰时，是营卫在足阳明胃经交会之时。患者每天上午8～9时精神困倦，过时则困倦消失，结合胃胀嗳气、大便一日3次、苔白、脉弦诸症分析，此症应是胃寒，属于里虚。脾胃之病实则阳明，虚则太阴。实则从阳明化燥、化热；虚则从太阴化湿、化寒。从太阴化湿，脾为湿困，所以精神困倦、胃胀嗳气、大便一日3次；从太阴化寒，所以苔白；寒极生风，故脉弦；阻碍营卫在胃经的交会，虚风上扰，故两额角紧痛。

治法：温胃行气，祛风止痛。

处方：丹参18g，砂仁10g，木香5g，白附子10g（另包先煎），川芎10g，海风藤10g，炙甘草10g。3剂。

2018 年 7 月 10 日复诊：胃胀嗳气，辰时困倦及两额角紧痛均减轻，新加大便带血少许。

处方：原方加续断 5g，再进 3 剂。

2018 年 7 月 13 日三诊：辰时困倦、嗳气、两额角紧痛均解，精神振奋，胃微胀，右腿外侧仍麻痛，脚踝酸软，唇干、汗多，额及背部发疹，刷牙时衄血约一年，大便一日 2 次，脉细缓。

处方：生地 30g，山萸肉 15g，山药 15g，茯苓 10g，丹皮 10g，泽泻 10g，蒲黄 10g，天冬 10g，麦冬 10g，秦艽 10g，连翘 15g，牛膝 10g，桑叶 15g。

（五）

乾坤两廓血丝特甚，色赤而紫，畏光，眵稀不结硬者，主以血府逐瘀汤。

血府逐瘀汤：当归三钱，生地三钱，桃仁二钱，红花二钱，枳壳二钱，甘草一钱，赤芍三钱，柴胡二钱，桔梗一钱，牛膝三钱，川芎二钱。

【论理释义】

阳明本燥而标阳，所以阳明往往多燥症。此节症形，虽属燥热，而热不在气分，所以眵稀不结硬。热入于血，血热成瘀，所以血丝赤紫。畏光，仍属有余。紫赤血丝现于乾坤二廓，足见阳明的里实血瘀，而阳明为多气多血之经，所以宜用血府逐瘀汤，以逐血中瘀滞。

（六）

大便经常燥结，数日方解一次，眼珠外突，势欲出眶，乾坤二廓血丝不红，反作黑紫色者，轻剂桃仁承气汤主之。得利后，暂止服，转补心脾，又复予之。

桃仁承气汤：桃仁二十枚（去皮尖），大黄三钱，桂枝一钱（去皮），炙甘草一钱五分，芒硝一钱五分。

【**论理释义**】

此节症形也是说的阳明里实，所以此症的大便经常燥结，数日方解一次，应当看作是阳明的热郁，不能看作血虚便燥、中气虚而便难的证候。何以分辨它是阳明的热郁？因为现有眼珠外突，势欲出眶的证候。但是，人的目眶虽属阳明，而眼珠外突却不止阳明一经，所以此症又当细辨。本症是属太阳之气不宣，则阳明之热内郁，郁热既久，热甚伤血，血热成瘀，因而乾坤二廓的血丝作紫黑色，所以，要认作阳明的有余里症。宜用轻剂桃仁承气汤，以破肠胃瘀血。不过病属慢性，不可猛攻，得利之后，又当暂时停服，改用补心脾之法，以固根本。因为二阳之病发心脾，日久痼疾，不得不兼用补剂。数补之后，又可一攻；一攻之后，又复用补，眼珠才能缓缓收入。

（七）

白珠红而不赤，大便难而不燥，鼻塞眼胀，眼珠渐渐外突，势欲出眶者，以桔梗汤加莱菔子枳壳治之。

桔梗汤加莱菔子枳壳方：桔梗三钱，甘草三钱，莱菔子三钱，枳壳三钱。

【论理释义】

此节症形，虽与上节同为眼球突出，而此节的病证，却与上节有所不同。上节病证是手足阳明的热郁血瘀，此节病证是手阳明大肠的气郁，而累及其中见的手太阴肺、表里同病的证候。因为手阳明经的大肠，没有郁热，仅是郁气，所以大便虽难而不燥结；闭郁既久，则表里相传，而郁及肺气，所以鼻塞眼胀，眼珠渐渐外突；因其无热，所以白珠虽红而色不深，所以当主以温法，用桔梗汤来开提肺气，加莱菔子、枳壳来温泻大肠，一升一降，表里自通。

（八）

下睑红硬外翻，日久不愈，发痒，流泪者，方主五蜕散加桃仁、大黄。

五蜕散加桃仁大黄方：甲珠五钱，制川乌五钱，甘草五钱，蛇蜕二钱五（醋煮火熏黄），蚕蜕纸二钱五，猪蹄壳二钱五，炒芥穗二钱五，桃仁二钱五（去皮尖），大黄二钱五，蝉蜕二钱五。

研为细末，每服二钱，食后淡盐汤下。

【论理释义】

此节症形，是说阳明经络，中伤风邪，日久不愈，睑即外翻的理由。因为足阳明胃之脉，是起于眼下，而眼中发痒，多属于风，风邪久留，经络拘急，故下睑红硬而向外翻，睑外翻则泪窍向外，泪即长流，必须祛风，才能伸疏阳明经络，但此种风邪已成痼疾，就不是寻常风药所能解，必须给以走窜破泻之药作散，清散之。

（九）

胞睑粘合，痒痛生眵，泪热者于五蜕散加桃仁大黄外，再加苍术石膏以治之。

五蜕散加桃仁大黄苍术石膏方：甲珠五钱，制川乌五钱，甘草五钱，蛇蜕二钱五（醋煮火熏黄），蚕蜕纸二钱五，猪蹄壳二钱五，炒芥穗二钱五，桃仁二钱五（去皮尖），大黄二钱五，蝉蜕二钱五，苍术三钱，石膏二钱。

研为细末，每服二钱，食后淡盐汤下。

【论理释义】

此节症形，因湿热风邪，久滞于阳明经络，滞留既久，则湿热交蒸，风邪搏击，以致睑内生细疮，流热泪，发痒，生眵，作脓，而粘连不开。但是阳明经络只在眼下，自应是下睑粘合，为什么此症上下皆连，还是认作阳明呢？因为阳明与太阴为表里，阳明生病，由表传里的关系，所以这证候是阳明里实。

（十）

婴儿胎黄，而鼻凹唇边隐藏青色，不食乳，吐清涎，目中五色斑斓，黑白不能分者，宜先与逐寒荡惊汤，能食乳后，再缓服丁桂散加白及则愈。

逐寒荡惊汤：干姜一钱，胡椒十粒，丁香五粒，肉桂五分。

丁桂散加白及方：丁香五粒，肉桂五分，白及二分。粗末煎服。

【论理释义】

此节症形，是说婴儿初生，全身皮肤发黄，极像胎火瘀热在里的证候，但是他的鼻凹唇边，隐藏青色，即是脾脏虚寒。不食乳，吐清涎，属于寒痰壅滞，就不能看作胎火，应看作阴黄证候。所有目中的五色斑斓，黑白珠不分者，是因产母平素痰湿过甚，胎儿在腹，随而气滞寒凝，以致五脏六腑的精汁，不能分化去养五轮。五轮的清浊不分，就分不出目珠的黑白来，就成为五色斑斓的形状。再加降生以后，寒痰上涌，就不独眼睛没有作用，即是生命也在垂危当中，是要成慢惊风的趋势，急应予以逐寒荡惊汤，以荡胃上寒痰，则惊风才作不起来。不过此汤力猛，原非长服的药，只要他不吐，能食乳后，就要改用丁桂散加白及方，少少地、缓缓地吃，眼睛和阴黄都会痊愈。这种症形，极其罕见，可以说是混睛障。作者在数十年中，仅仅见过一例，本不应纳入书中，但也属于一种疗法，附录在这里，以供眼科同行共同探讨。

（十一）

下睑隙间，渐起一片胬肉，既不粘下睑，又不连白珠，翻睑则向外胬，如鸡冠，如蚬肉者，石决明散主之，通脾泻胃汤加生地方亦主之。

石决明散：石决明一两，草决明一两，赤芍五钱，青葙子五钱，羌活一钱，山栀子五钱，木贼五钱，大黄二钱，荆芥二钱。

研为细末，每服二钱，麦冬四钱煎汤下。

通脾泻胃汤加生地方：麦冬三钱，茺蔚子三钱，知母二钱，车前子二钱，石膏四钱，防风二钱，酒黄芩三钱，天冬三钱，酒大黄一钱，生地五钱。

【论理释义】

此节症形，是说阳明里实。胞睑本属脾经，何以此症要认作阳明？因为胞睑虽属脾经，而足阳明胃之脉是起于眼下，所以上胞主脾，下睑又主胃。阳明胃经，多气多血，如果气血太过，冲上眼来，由下睑隙突出，即成胬肉。此肉的边缘不齐则为鸡冠，边缘整齐则为蚬肉。此种名称，是由象形得来，对于病理并无什么意义。只宜用石决明散或通脾泻胃汤加生地方，以清血泻气，则胬肉自然渐收。倘不治疗，胬肉冲多，可以遮蔽瞳神，使目失明。但用西医割除，也能治愈。

少阳目病举要篇

（一）

两额角或太阳穴胀痛，或口苦咽干，目赤羞明，锐眦兑廓血丝较甚，脉弦细或沉紧者，少阳伤寒也。若系中风，则两耳闭气，胸胁不快，均以小柴胡汤主之。

小柴胡汤： 柴胡四钱，黄芩三钱，沙参三钱，半夏二钱，甘草二钱，生姜二钱，大枣一枚。

【论理释义】

此节症形，是说少阳经目病的中风和伤寒，表虚表实，症状大多相同。初受风寒，即为表虚；风寒久留，郁而不去，失其枢转职责，则为表实。治法均以小柴胡汤和解，随症加减，与常法同。但此症为什么是少阳目病？因为少阳经络上头角，而此症的头痛正在额角，两太阳穴胀痛及锐眦兑廓的血丝较甚，又是以少阳经络起目锐眦来考征。口苦咽干，是少阳之上，火气主之，足少阳的胆汁因火逼而上溢，所以口苦；苦从火化，火甚则干，所以咽干。脉弦细，是陈修园所谓的"寒伤经气，脉气"；脉沉紧，是陈修园所谓的"枢逆于内不得外达，有此症状"，所以，把它认成少阳伤寒表证。但少阳本经是半表半里，何以此节要专认作表病，这种学说是来自李杲。他说是少阳头痛，往来寒热，脉浮而弦三者，但有一症即属表病。韩祗和也说是少阳初受寒邪，病全在表。至于中风则两耳气闭，是因为风扰其窍；胸胁不快，是因为风伤其络，都是少阳的表证。总之，宜用小柴胡汤来和解。

（二）

少阳目病，胞肿难开，眵多而稀，泪如淡血者，宜本小柴胡汤化裁。方中去半夏、姜、枣，加薄荷、白芍、防风治之。

小柴胡汤去半夏姜枣加薄荷白芍防风方：柴胡四钱，黄芩三钱，沙参三钱，甘草二钱，薄荷三钱，白芍三钱，防风二钱。

【论理释义】

此节症形，是说少阳本经风郁为热，风热久留的邪实症状。但少阳本经，是与厥阴为表里。为什么此节病形现有足太阴的胞肿难开，手太阴的眵多而稀，却还是要认作少阳证呢？因为少阳是在表里之间，外则阳明太阳，内则太阴少阴，风热过甚，故能内伤太阴，兼现太阴的病状，而主病仍是少阳。至于泪如淡血者，是由"少阳之上，火气治之，中见厥阴"，少阳的火热太过而上逼厥阴的络血妄行，血随泪出，成为血泪。即不宜用小柴胡汤全方，必须减去辛燥甘温之药，另加平肝祛风之药。

【心悟】

泪如淡血的病理还因为少阳乃多气少血之故。该症临床并不多见，一旦遇上即遵此法此方治疗，可收立竿见影之效。

（三）

本是柴胡证，予以小柴胡数服，兑廓血丝不退，而坤廓血丝复起，心下郁郁微烦者，当改用大柴胡汤。

大柴胡汤：柴胡三钱，黄芩三钱，白芍三钱，半夏三钱，枳实三钱，生姜三钱，大枣一枚。

【论理释义】

此节病状，是说少阳半表里的热结实证，即柯韵伯先生所谓的三焦无形的热邪，病及贲门，热结在里的道理。因为胃口结热，所以心下郁郁微烦。兑廓的血丝未退，而坤廓的血丝复起者，坤廓的病，不是阳明自病，而是少阳的热结不解的缘故，所以用小柴胡汤去沙参、甘草，加枳实、白芍，则表里双解。

【心悟】

本条所述病情，纵无兑廓血丝及乾廓血丝的变化，只要见心下郁郁微烦，即可改用大柴胡汤。

（四）

风轮内不明洁，色泽与寻常略异，因而昏盲者，炙甘草汤主之。

炙甘草汤：炙甘草四钱，人参三钱，生地三钱，桂枝三钱，阿胶三钱，麦冬五钱，麻仁五钱，生姜二钱，大枣一枚，清酒一钱。

【论理释义】

此节症形，是说的少阳里虚。为什么风轮有病，却不看作厥阴，又要把它看成少阳？因为风轮内不明洁，而色泽与病员的平素略异，由此而逐渐昏盲，就知道这是足少阳胆腑里虚，风轮内的精汁缺乏阴液，所以要用炙甘草汤来峻补真阴，则视力自然恢复，此节就是"胆司其明"的道理。

（五）

风轮内不明洁，色泽与寻常有异，白睛血丝多在风轮边缘眼珠疼痛，因而昏盲者，龙胆泻肝汤主之。

龙胆泻肝汤：柴胡三钱，黄芩三钱，当归三钱，生地三钱，车前子三钱，泽泻三钱，木通二钱，甘草二钱，栀子二钱，胆草二钱。

【论理释义】

此节症形，是说的少阳胆腑里实，因为胆有邪热，热势上冲，风轮内的精汁不胜热蒸，则热邪必然内窜。热邪内窜，首先损伤乌珠的脉络；乌珠脉络受伤，则络中之血协热出现。所以风轮色泽发生变异，而白睛血丝多在风轮边缘，致使眼珠作痛，因而昏盲。当投以尤胆泻肝汤以解其胆经之热。既然胆热，为何又要泻肝？因为肝胆互相为表里，泻肝就是泻胆，泻胆也就是泻肝。

（六）

心常惊惕，从而巽廓突出血丝，眯目难睁，此系足少阳里虚，急需用小柴胡汤加枳实、竹茹、猪胆汁拌琥珀来治疗，否则必失明。

小柴胡汤加枳实竹茹猪胆汁拌琥珀方：黄芩三钱，柴胡三钱，半夏三钱，人参三钱，甘草二钱，生姜一钱，大枣一枚，枳实二钱，竹茹二钱，猪胆汁拌琥珀三钱。

【论理释义】

此节症形，是说足少阳胆虚病变。因为胆虚，所以心中惊恐，甚而常恐他人为害；虚到极点，以致巽廓突出血丝，表现起外症来；眯目难睁，是血丝不胜摩擦的关系。症状表现虽不怎样奇特，而实际上胆已经虚极了，急当补益。如果失治，则胆汁常常亏耗，必致失明。

【心悟】

笔者临床治疗巽廓病变案例

某患者，男，成人。

主症：左眼巽廓一根血丝特别粗大，眼卡痛，畏光，右乳房外下方胀痛。经内科、眼科许多医生辗转治疗无效。

辨证：巽廓一根血丝特别粗大属足少阳胆经里证，结合眼卡痛、畏光，属实证。乳房外下方为足少阳胆经经络循行经过之处，该处胀痛是胆经经气滞而不通的表现。

治法：顺气化痰利胆。

处方：温胆汤。

疗效：服药数剂，巽廓血丝消退，胸痛若失。

（七）

风轮内突然灌血，因而失明者，名曰瘀血灌睛，通血丸加味治之。

通血丸加味：防风三钱，荆芥炭三钱，川芎二钱，归尾二钱，赤芍三钱，生地二钱，甘草二钱，柴胡二钱。

【论理释义】

此节症形，属于手少阳三焦的里热实证，因为中焦受气取汁变化而赤是为血，三焦热邪过甚则中焦血热妄行，冲到眼上，竟与足少阳的胆经血液同气相求，灌入风轮当中，所以要用通血丸以凉血行血，则瘀血自化，眼睛复明。

【心悟】

一般医生一见出血即用凉血止血，每致留瘀难化。老师主张凉血行血，遵大禹治水，以疏通为本的治法，临床常见奇效。学者须注意行血活血药物的温凉配合适度。

（八）

风轮里层，黄亮如金，因而瞻视昏眇者，《审视瑶函》主以葛花解毒饮。

葛花解毒饮：黄连二钱，玄参二钱，当归二钱，茵陈二钱，胆草二钱，甘草二钱，葛花二钱，熟地二钱，茯苓二钱，栀仁二钱，连翘二钱，车前子二钱。

【论理释义】

此节症形，作者未曾见过，采自《审视瑶函》。因为风轮里层的黄亮如金，论理要看作湿热伤胆，胆中缺乏精汁上润风轮，风轮中无胆精润泽，所以变黄而成少阳里证腑病的虚中夹实，故编写于此，以备一局。《审视瑶函》则看为湿热过重，浊气熏蒸，清阳被浊气扰乱的关系。

（九）

风轮下边，突变黄色翳膜，痛甚，胞睑难睁，名曰黄膜上冲，急性病也。黄中带白者，予以小柴胡汤去半夏、姜、枣，加薄荷、白芍、夏枯草治之。如膜色深黄，而偏左头痛欲裂者，犀角地黄汤主之。

小柴胡汤去半夏姜枣加薄荷白芍夏枯草方：柴胡四钱，黄芩四钱，人参三钱，甘草二钱，薄荷三钱，白芍四钱，夏枯草四钱。

犀角地黄汤：生地四钱，白芍三钱，丹皮二钱，犀角一钱。

【论理释义】

此节症形，是说的足少阳里实热邪。此病为害最快，初起时，只是从乌珠的下边缘变作黄色，上方很整齐，成为水平线，几日之间就要冲上瞳神，冲过瞳神，每每不治。如果治疗得恰当，则黄膜的减退也很迅速，不似瞳神起有内障的留连。但是，这种证候要看是热在气分或是热在血分，至于如何来分气血，就要举例加以说明。因为黄膜上冲的病变，不论是肝经的虚热，或是脾胃的实火，都是热伤胆汁，风轮夹层化脓，病员的头痛肯定是在少阳部位，眼珠痛甚，胞睑难睁，便是症属有余的考征。对此，我常用小柴胡汤加减之法来治疗，疗效也好，因为这些病都是热在气分。有一次又遇到此种病变，病眼在左，膜色深黄，头痛欲裂也在左边，通夜不眠，已历三日。我诊视后，认为眼病在左，头痛也在左，本属连带的关系，仍以气治，病情毫无好转；然后认为膜色深黄，头痛偏左，是热在血分，给以犀角地黄汤，一剂而头痛减，三剂而黄膜退。由此可见，在临证施治时，重在理论分析，临证制变须多方结合，一点也不能疏忽。

附： 陈老师治疗前房积脓（黄膜上冲）验案二则

验案1 李某，女，33岁。住址：巴中县梁永公社六大队三小队。

1976年1月14日初诊：患者于41天前突然在左眼黑睛上长一针尖大小"白翳"，很快扩大，疼痛难睁，左侧头掣痛，在当地服中药后痛稍减，但"白翳"不散，视力仅存光感，眼泪由热转凉，口渴不喜饮，二便、饮食一直正常。继则黄膜上冲，急来成都诊治。诊断为左眼角膜溃疡伴前房积脓。曾服龙胆泻肝汤、犀角地黄汤、《千金》苇茎汤加托里排脓之品治之；又行前房穿刺术排脓，结膜下注射庆大霉素，肌内注射青霉素、链霉素、口服鱼肝油、维生素 B_2、制霉菌素；又用2.5%碘酊烧灼溃疡面2次，局部点1%阿托品液、0.25%氯霉素液。经以上治疗，前房积脓约1mm，溃疡面稍稳定。经2次脓液培养，未找出任何细菌和霉菌；又经溃疡面涂片，亦未见菌丝。

患者于1976年1月14日来我科就诊，自述头顶闷胀疼痛，但疼痛不甚，目痛不剧烈，流冷泪，面色㿠白，畏寒怯冷，左眼视力光感，且见其前房积脓约 1mm，脓色白而清稀，前房浅，混合充血（++++），血丝淡红，角膜溃疡灰白深陷，大片浸润斜掩瞳神，面积约 3mm×5mm，深陷约 0.5mm 并染色。脉细微，舌质淡红，苔薄白。

眼底检查：右眼底正常，左眼底不能窥见。

中医诊断：厥阴目病（花翳白陷伴黄膜上冲）。

辨证：厥阴里虚寒。

治则：通阳散寒。

方剂：白通汤。

药物组成：附片五钱，生姜五钱，葱头五根，服 2 剂。

1976 年 1 月 16 日复诊：服药 2 剂，头痛减轻，其他症状同前。上方加乌贼骨一两，服 4 剂。

1976 年 1 月 19 三诊：共服白通汤 6 剂后，脓已大减，脓平面缩小至 0.5mm，充血减轻（++），眼痛亦有好转，已不怕冷，但流清涕。1 月 16 日方加桂枝三钱，白芍三钱，服 4 剂。

1976 年 1 月 23 日四诊：眼痛再减，头已不痛，仅微昏，脓已基本吸收，溃疡面缩小（约 2mm×3mm），视力：手动／眼前，自觉眼痒。1 月 19 日方加白蒺藜八钱，服 5 剂。

1976 年 1 月 28 日五诊：左眼微痛，混合充血（+），溃疡面较前干净，眼泪变热，自觉眼痒，鼻塞，舌质红，苔薄黄，脉沉细。1 月 23 日方加苍耳五钱。

1976 年 2 月 6 日六诊：服白通汤 20 余剂后，左眼微痒，基本不充血，溃疡面缩小（约 1mm×1mm），溃疡面已干净。1 月 28 日方加木贼五钱，服 5 剂。

1976 年 2 月 11 日七诊：溃疡已基本愈合，中央少许点状着色，眼微卡痛。视力：数指／2尺。2月6日方加川芎五钱，服6剂。

处方：附片五钱，生姜五钱，葱头五根，乌贼骨一两，桂枝三钱，白芍三钱，刺蒺藜八钱，苍耳子五钱，木贼五钱，川芎五钱。

1976年2月18日八诊：服上方6剂后，溃疡已完全愈合，留下角膜斑翳，带方回本地继续治疗。

心悟：黄膜上冲是眼病中的常见病，多发病，证候危重，治疗不当可造成失明。中医认为，此病多因肝胆火炽或脾胃实热，而使胆汁被热所伤，风轮夹层化脓而成。

花翳白陷（相当于单纯性角膜溃疡）、凝脂翳（相当于匐行性角膜溃疡）、瞳神缩小（相当于虹膜睫状体炎）、外伤等均可并发本症，若延误治疗，每每不治。

少阳目病举要篇第九节所论是足少阳里实热邪所致的黄膜上冲，临床比较多见；而肝胆虚寒或肾气虚寒所致胆汁受寒邪凝滞，经络壅塞，关格不通，亦有见风轮夹层化脓者。

此例患者是厥阴肝经里虚寒所致。患者因肝脏虚寒，故风轮溃疡，其色灰白，黄膜上冲之脓色亦白而清稀，如是热翳、热膜，颜色绝不灰白，此色白而清稀皆因厥阴寒邪所致。又泪为肝液，因肝寒故泪冷。肾阳虚则温煦生化作用不足而见面色㿠白，形寒怯冷。病因虚寒，故混合充血之血丝亦作淡红。因厥阴经络与督脉会于颠顶，因虚因寒故头顶闷胀疼痛不甚，目痛亦不剧烈。舌淡苔白亦为虚寒之象，脉细微为阳虚的表现，故用治少阴病之复阳散寒的白通汤。取汤中葱白之辛以通阳气，姜附之热以散阴寒。何以治厥阴肝之阴寒，要用治少阴肾之白通汤呢？盖此患者肾阳不足，水寒无以荣木，用白通汤复阳散寒以补母生子，使寒水得化，以温煦肝木，肝不虚冷，诸症自愈。由此可见，经方的应用确可灵活变通。一个方子能治几种病型，故凡用方者，决不可胶柱鼓瑟。

此例之治，虽《中医眼科六经法要》中未曾论及，但可在"厥阴目病举要篇"第三节与"少阴目病举要篇"第五节条文中去细心意会。

此例加乌贼骨退翳止泪，加桂枝、白芍以调和营卫，兼温肝阳，固表止涕。加苍耳、刺蒺藜平散肝风以治眼痒，苍耳以治鼻塞。加木贼以退翳膜、益肝胆、疏肝止泪。加川芎温肝以养厥阴肝血。共服 30 剂之白通汤加味温阳散寒，是肝经凝滞之寒邪得以温化而收敛。如非里虚寒而为里实热者，误服白通汤则犹如火上浇油，可导致肝胆脾胃之火愈炽，而造成头目疼痛欲炸裂，失明等严重后果。

由此可见，眼病与六经、五脏六腑、四肢百骸皆有密切关系，而阴阳虚实、表里寒热之间更要注意，慎勿犯虚虚实实之戒。

结语：根据对此黄膜上冲的治疗，证明按中医六经辨证，对厥阴目病即属虚寒型的黄膜上冲，用白通汤加味取得了满意的效果。此与少阳目病的里实热邪所致的黄膜上冲是完全不同的，临证之时，必须细辨。今报告于此，仅供同道们参考。

验案 2　周某，男，30 岁，住址：青龙公社修缮队。

1977 年 6 月 6 日初诊：右眼红痛、流泪、畏光、生翳 5 月余，经多方中西药治疗，效果不显著，前来我处就诊。

检查：视力右眼光感，左眼 1.2。右眼混合充血（++++）、色泽深红，角膜中央稍偏鼻侧溃疡 4mm×6mm 大小，其周围角膜水肿，前房积脓，脓平面 2mm，脓色黄。脉洪数，舌质微红，苔黄。

西医诊断：右眼角膜溃疡、前房积脓。

中医诊断：少阳厥阴目病。

辨证：肝胆实热。

治则：清肝泻胆，解毒化瘀。

处方：龙胆泻肝汤加味。

药物组成：柴胡四钱，胆草二钱，黄芩三钱，栀子三钱，生地五钱，当归三钱，泽泻三钱，车前子二钱，木通三钱，蒲公英八钱，桃仁三钱，红花三钱，甘草二钱。

方义：以龙胆草为主药泻肝胆实火，配栀子、黄芩助胆草之药力；以柴胡疏肝解热，甘草解毒泻火，配泽泻、木通、车前子引热下行；生地、当归滋阴养血，使邪去而正不伤，重用生地是清血分之热；加蒲公英清热解毒，桃仁、红花活血化瘀，使共同发挥清热解毒、活血化瘀之效。

服上方至第五、六剂时，疼痛和积脓均开始减轻，上方再加板蓝根五钱以加强清热解毒之力；又服6剂，前房积脓全消，疼痛止，溃疡基本平复，视力从光感增至0.04，改服石决明散加乌贼骨以退翳明目，清其余热，以善其后。

此案与前一病案同属黄膜上冲，而治法则恰恰相反，可见中医治病重在辨证，而不拘泥于病名，此即所谓同病异治法也。

太阴目病举要篇

（一）

头痛如压，肉轮浮肿而软，气轮血丝细碎，或乾坤二廓血丝较多，四肢烦疼者，桂枝汤主之。

桂枝汤：桂枝三钱，白芍三钱，甘草二钱，生姜三钱，大枣二枚。

【论理释义】

此节症形，说的是太阴表虚伤风。太阴头痛，如有物压，有时也有头不痛的，不拘痛与不痛，只需具备四肢烦疼以上病情，就要把它认作太阴目病。但是，太阴头痛为什么会如物压？因为足太阴脾原属湿土，土湿不宣，则清阳不达；清阳不达而兼湿盛，所以头即重痛而如物压。至于肉轮浮肿而软者，是因为肉轮属脾，伤风无热，虽肿而不致硬。气轮血丝细碎者，一则为目病肺统，再则因肺脏也是太阴。但是，乾坤二廓是主肠胃，为什么太阴的病也会在这两廓上出现血丝？因为阳明与太阴为表里，加之脾主四肢，此症既然表现有四肢烦疼，也就是病在太阴的大证据。既是太阴的伤风，自然要遵循仲景大法，所以还是宜用桂枝汤。

【心悟】

"气轮血丝细碎"一症，以六经的开阖枢辨证，本可以看作太阳伤寒表证，何以要看作太阴伤风寒证呢？这是因为兼有头痛如压，肉轮浮肿而软的关系。这是结合六经的本标中气，太阴以湿为本，头痛如压与肉轮浮肿而软均是太阴的水湿不化所致。虽然太阳和太阴都主开，主表，而津液不能布达，水湿凝聚，则是太阴所特有的征象。有了头痛如压、肉轮浮肿而软、气轮血丝细碎等三症，即使没有乾坤二廓血丝较多和四肢烦疼症，亦可诊断为太阴伤风寒表证。

笔者临床对太阴伤风表虚证以桂枝汤治验案例。

周某，女，65岁。主症：2018年5月16日CT检查见左右肺均有大泡影。免疫检查AARR（肾立位醛固酮肾素浓度比值）80.33（参考值＜32），曾做胆结石术。近来症状表现左侧卧时右胸扯痛，倦怠，腰痛，饭后即解大便。

2018年7月9日门诊：自述经前面治疗，左侧卧时右胸扯痛减轻，今日头痛如压，汗多，苔白，脉缓。

辨证：以头痛如压、汗多、饭后即解大便、苔白、脉缓辨太阴伤风表虚证。

处方：桂枝15g，白芍15g，大枣15g，炙甘草10g，生姜15g。

一日1剂，连服2剂。服药后，立即喝热稀饭一碗，以助微汗。

2018年7月16日复诊：服上方2剂后，头痛止。仍倦怠、腰痛，饭后即解大便，夜尿多，脉缓。免疫检查结果恢复正常。

辨证：太阴伤风表虚症已解，脾肾阳虚旧病仍在。

处方：附片 15g，党参 15g，补骨脂 10g，肉豆蔻 10g，五味子 5g，炮姜 10g，炙甘草 10g。

一日 1 剂，连服 6 剂。

（二）

肉轮浮肿而硬，气轮血丝细碎而赤，眵多，或乾坤二廓血丝较甚，四肢烦疼者，桂枝加大黄汤主之。

桂枝加大黄汤：桂枝三钱，白芍三钱，甘草二钱，生姜二钱，大枣一枚，大黄二钱。

【论理释义】

此节症形，是说太阴中了寒风，风郁不达，因而化热的表实现象。这种郁热，与外来的热风直中不同，所以才能用桂枝以解表，略加大黄以泻热。但大黄是里证腑证的药，怎样能用此药来治表实？因为此方是开表清里，有釜底抽薪的意义，用之得当，表实立解。至于此证表实的观察，则以肉轮浮肿而硬等来鉴别。因为太阴为开，如果足太阴之气郁而不宣，则胞睑脉络的气血滞而肿硬。手太阴的气郁而不宣则眵多，再兼络血上壅，所以气轮的血丝细碎红赤。乾坤二廓的血丝较甚，还是太阴中见阳明的道理。总之，要表现有四肢烦疼，才能看作太阴的伤风。表现有前面症状，才能看作郁热的表实。

（三）

气轮血丝满布，梗痛羞明，睑硬泪热，眵稠而多，涕稠而黄者，桑菊饮主之，银翘散去豆豉亦主之。

桑菊饮：杏仁三钱，连翘二钱，薄荷三钱，菊花三钱，桔梗二钱，甘草一钱，桑叶三钱，苇根五钱。

银翘散去豆豉方：银花三钱，连翘二钱，桔梗二钱，薄荷三钱，竹叶三钱，甘草一钱，芥穗一钱，牛蒡子二钱，苇根五钱。

【论理释义】

此节症形是说风热直中手太阴而成表实的现象，也就是俗称的"风火眼"。因为风热伤人，每从口鼻，所以要属于太阴。但是风热入自口鼻，就是入肺，入肺就是入脏，入脏就是入里。怎么入脏的热属于表实呢？因风温轻者即为风热，风热虽入自鼻口，而初入时只在上焦，上焦蕴热，就要伤害肺气。所以吴鞠通先生对于温病开始，主用银翘、桑菊等剂，清热解表，列于太阴，就是手太阴表实证的意义。故此症形就要看成表实，看作有余。因为风热蒸肺，方能使涕稠黄；睑硬是热伤太阴经络，泪热是肺热刑克肝经；对于气轮血丝满布，更是本经自病的表现；梗痛是热邪过甚，而兼血丝是因摩擦关系；羞明理由已详前解。所以要看作有余，属于表实。

【心悟】

本条症型不提八廓，亦不提经络，分经辨证的依据有两点。其一，按五轮辨证，因"气轮血丝满布"，可依气轮属肺，断其为太阴目病。其二，结合"梗痛羞明，睑硬泪热，眵稠而多，涕稠而黄"，以温病学的理论"风热上受，首先犯肺"来分析，可以认定该病属外感风热的太阴表实证。此处既无《伤寒论》所谓的太阴病提纲证表现，也不论八廓，不论经络，不论开阖枢及标本中气，同样可以分经辨证，同样是遵循以六经之常分析疾病之变的基本方法。

（四）

气轮色蓝，风轮外表无光，面白不泽，眼胞浮软者，附子理中汤主之。

附子理中汤： 附子一两，人参五钱，白术三钱，炮姜三钱，甘草三钱。

【论理释义】

此节症形，即是太阴的里虚现象。因为足太阴脾是喜燥而恶湿，脾湿过甚则脾脏呆笨而健运失职，健运失职则本经上行下达的气血多有不至的地方。气不至眼，故眼胞浮软；血不荣面，故面白不泽。至于风轮外表无光者，是脾土病，而肝木失其培植。气轮色蓝者，是脾土病，而肺金无从养长的关系，所以宜用附子理中汤以理中土，培土即所以植木，补土即可以生金。

【心悟】

此条最大的启示是培土生金法在眼科疾病防治中可改善白睛（及巩膜）的体质状况，适用于多种与白睛（及巩膜）有关的慢性退行性眼疾的防治。

（五）

气轮与全身发黄，便硬，腹满腹痛拒按者，茵陈蒿汤主之。

茵陈蒿汤：茵陈三钱，栀子三钱，大黄二钱。

【论理释义】

此节症形属于太阴里实。太阴为至阴之脏，本无寒下之可言。但是，太阴脾经是喜燥而恶湿，有时燥热过度，则酿成实火。实火盛则中焦燔灼，中焦燔灼则肝胆被蒸，肝胆不胜其蒸，而胆汁外溢，上行四达，所以气轮及全身发黄。肠胃不胜其蒸，则水液枯竭，水枯则便硬，便硬则腹满，腹满则痛而拒按，所以必借《伤寒论》阳明篇发黄的茵陈蒿汤来用，则里实除而黄色退。不过此节症形应属黄疸，其所以抉而出之者，一是因为它属于本经里实，再就是有一些病员因为气轮发黄，要请眼科医治的缘故。至于茵陈五苓散、麻黄连轺赤小豆汤等方，与本节命意无关，即不泛举。

（六）

胞睑硬红干烂者，轻剂茵陈蒿汤加赤芍治之。

茵陈蒿汤加赤芍方：茵陈三钱，赤芍三钱，栀子三钱，大黄五分。

【论理释义】

此节症形是脾热上攻的太阴里实，与上节的症状大不相同，而作病的原理却是一样，不过有轻重之分。因为脾热不重，则为害不烈，仅仅能上攻胞睑。胞睑受热，故干烂；血液受蒸，故红硬。所以只需轻剂茵陈蒿汤则脾热解，加赤芍则血热清。

（七）

胞睑软弛，湿烂色白，流泪发痒者，苓桂术甘汤主之。

苓桂术甘汤：茯苓五钱，桂枝三钱，白术三钱，甘草二钱。

【论理释义】

此节症形属太阴的表里俱虚。表虚伤风则流泪发痒，因为风由肝动的关系。里虚受湿则脾阳不升，脾阳不升而脾湿上注，故胞睑软弛而湿烂色白，宜用苓桂术甘汤以温表而固里。

（八）

气轮突然肿胀，高出乌珠，痛胀欲裂者，宜葶苈大枣泻肺汤。

葶苈大枣泻肺汤：葶苈子二钱，大枣三枚。

【论理释义】

此节症形是说手太阴的里实郁结症状。不拘肺上是水郁是气郁，都能使气轮肿胀、眼珠欲裂，宜用葶苈大枣泻肺汤以泻之。

【心悟】

笔者根据六经营卫循环交会规律辨证临床治疗案例。

李某，女，58 岁。

1977 年 10 月 22 日初诊：双目每日早晨 4～5 时胀痛剧烈，

过时则缓解如常，大便先硬后溏而不爽。

辨证：早晨4～5时相当于寅时，是营卫在手太阴肺经交会之际。每天此时目胀剧烈，是营卫在肺经的交会受到阻挠。大便先硬后溏而不爽利，说明病非郁热，而是郁气。肺与大肠相表里，肺气不宣，阻碍营卫在本经的交会，故应时目胀；肺气之清肃失常，则大肠之腑气不利，故大便先硬后溏而不爽。本病诊断为手太阴肺经气滞目病。

治法：清肃肺气。

处方：地骨皮 9g，葶苈子 3g，甘草 6g。

疗效：服此方 2 剂，目胀消失，大便通调。

（九）

小儿大便腥臭，气轮上渐起翳膜，白同石灰质者，肺疳也，以四味肥儿丸治之。

四味肥儿丸：黄连五钱，芜荑五钱，神曲五钱，麦芽五钱。

研为细末，水糊成丸，如梧桐子大。一岁每日服六丸，半岁减半，两岁加倍，用白开水调化送下。

【论理释义】

此节症形是说太阴里实，蕴蓄湿热，以致肺上生虫，成为肺疳。肺脏被蚀，则气轮上翳膜，即现其金性本色，成为石灰质状。古人曾说肺虫如蚕，此症即是蚕蚀肺脏，而肺与大肠互相表里，所以大便气腥。只宜用此方，才能杀虫消积，其他疳疾也可通用。

（十）

眼胞内渐起硬核，不红不痛不痒者，以温胆汤治之。

温胆汤： 陈皮三钱，半夏三钱，茯苓三钱，甘草二钱，竹茹四钱，枳实四钱。

【论理释义】

此节症形是说太阴里实。脾经有痰火，流入经络，在胞中结成硬核，核中所包纯是清涎，叫作痰核。此核硬而不痒，故知其不因于风。不红不痛，故知其不因于血。须以醒脾清络法治之。如是全身痰核，则当以竹沥易本方的竹茹。但此症服药，收效太缓，实不若现代医学，使用手术为佳。

（十一）

视物颠倒，或视正物反斜者，以旋覆代赭石汤去参枣加天麻羚羊角治之。

旋覆代赭石汤去参枣加天麻羚羊角方： 旋覆花四钱，代赭石四钱，甘草一钱，半夏三钱，生姜三钱，羚羊角五分，天麻四钱。

【论理释义】

此节症形属于太阴里实，是两太阴有痰火。因火生风，上扰瞳神后的精膏，致使瞳神后的精膏阴阳不协，真阳下陷，则视物颠倒；真阳斜在一边，则视物歪斜。故用本方以镇逆气，加天麻、羚羊角以镇风除热。如果是因惊致变者，重加枳壳，白及少许，以上症状痊愈后，需要多服八味丸。

（十二）

视一物为二为三者，精散视歧也。若无余症表现，可用视物颠倒方法治之。假如病人头昏腰痛，四肢倦怠，当用肾气丸。至于突然形成视歧，而风池风府颈项胀痛，则用驱风一字散。

肾气丸：熟地三钱，山药三钱，丹皮三钱，枣皮三钱，茯苓三钱，泽泻三钱，牛膝三钱，车前子三钱。

驱风一字散：制川乌五钱，川芎五钱，荆芥五钱，羌活二钱五，防风二钱五。

研为细末，每服二钱，薄荷煎汤送下。

【论理释义】

此节症形还是太阴里证，病理与上节大体相同，不过其中症情却有虚实之分。若病者没有余症表现，仅是逐渐视歧，那仍是两太阴有痰火，因火生风，因风而截散瞳神后的精膏，以致视物分歧，所以仍用治视物颠倒的方法来治，属于实证。若表现有头昏腰痛、四肢倦怠等症，即是肝肾两虚的症状，就不得再作同样的治疗。因为这种症状属肾水过虚，不能生肝脏乙木，肝风上犯，截散精膏，故必用肾气丸以滋肾水，则肝风自息。至于突然视歧，而风池风府颈项胀痛，又是外来风邪，从脑与项深入，截散眼中精膏，又属实证，所以宜用驱风一字散。

【心悟】

此条文中之"精散视歧"应理解为双目视物不协调，视力分散不能融合为一。如果逐渐发病而无其他证候，可以认为因痰火生风所致。由于脾为生痰之源，痰为病本，故将此症看作太阴目病。假如病人"头昏腰痛，四肢倦怠"则是肾虚的表现，由于肾虚不能生肝木，以致肝风上扰目精，出现视歧。这种情况本应分属少阴目病。"突然形成视歧，而风池风府颈项胀痛"则是外风从脑项深入，侵袭目系所致，辨证当属厥阴目病。二者并列于此，是为了让学者知道精散视歧病理的多样性，应根据病情仔细推敲。

（十三）

大眦头内，胞肉中空，按之出脓者，名曰漏睛。旧法多用白薇丸；年久者，兼以补漏生肌散点漏处，加减仙方活命饮亦可服。

白薇丸：白薇五钱，石榴皮三钱，羌活三钱，防风三钱，刺蒺藜三钱。

研为细末，水糊为丸如梧子大。每服二十丸，白开水送下。

补漏生肌散：枯矾五分，轻粉五分，血竭五分，乳香五分。

研极细粉末。

加减仙方活命饮：银花五钱，蒲公英五钱，花粉五钱，防风四钱，甲珠五分，川贝五分，赤芍四钱，没药二钱，皂刺三根。

【论理释义】

此节症形是由太阴里实而起。因为脾有实热，引动肝风，风热上壅，闭塞泪窍，泪不流通，而与风热蕴结成脓，溃脓既久，故胞肉中空而按之脓出，所以用白薇丸、加减仙方活命饮等以清风热而敛空溃。但是，风热为病，必忌羌活、防风，为何此方又不避忌呢？因为内生的慢性风热，与外来的急性风热有所不同，而本方又有白薇监制着，故无妨害。至于年久的病，要用药外点者，因为胞肉过空，极难生长，须借外助，方乃痊愈。小眦作漏，也可同样医治。最好还是手术治疗，收效较快。

（十四）

气轮血络膨胀暴露，状况有似寻常红赤，但以手试推胞睑，血丝不会移动，疼痛羞明者，属于太阴里实。如有阴虚内热征象，宜服甘露饮，否则就用三仁汤加制川乌。

甘露饮：天冬四钱，麦冬四钱，生地三钱，熟地三钱，石斛三钱，枳壳三钱，黄芩三钱，茵陈二钱，甘草二钱，枇杷叶八钱。

三仁汤加制川乌方：苡仁一两，蔻仁三钱，杏仁三钱，厚朴三钱，半夏四钱，通草三钱，竹叶四钱，滑石五钱，制川乌一钱。

【论理释义】

此节症形必须根据西医学的解剖来说，中医学所谓的气轮在西医的解剖学中分为两部分，最外表层叫作结膜，结膜内面称为巩膜，结膜与巩膜不是粘紧的，所以结膜能推移，而巩膜则不动。此症的血丝既不能移，则知其病在巩膜，西医称为巩膜炎。此症病因应该如何认识呢？首先要认为这是手太阴中了湿气，然后再分两种来说。如兼症现有阴虚内热征象的，就是素质阴虚而中湿过久，由湿化热的原因，宜用甘露饮以养阴而清湿热，因为没有热则白睛的血络就不会膨胀暴露。另一种不现阴虚的，宜用三仁汤加制川乌方，以除湿祛风，若无风来逼血上行，则白睛的血络就不会膨胀暴露。至于疼痛羞明的理由，早已见于别条释义中，总属有余的表现，所以本条是属里实。

【心悟】

笔者注重整体辨证的临床治疗案例。

邹某，男，成人。

1979 年 9 月 20 日初诊：两眼干涩难受，不能久视，外眼不红不肿，精神倦怠，大便溏薄。

辨证：据《审视瑶函》记载"不肿不赤，爽快不得，沙涩昏蒙，名曰白涩，气分隐伏，脾肺湿热"，主张用桑白皮汤治疗。然而患者精神倦怠、大便溏薄是脾胃气虚，湿邪下泄的表现；两眼干涩难受、不能久视是脾虚不能转运水谷精微上营于目的结果。不能更用苦寒沉降的桑白皮汤戕贼脾胃，应根据病情重新立法处方。

治法：益气升阳。

处方：升阳益胃汤。

疗效：服药数剂，病情痊愈。

少阴目病举要篇

（一）

头痛如锥属少阴病，或表或里都能如此。假如患者突然目赤，坎离两廓血丝较多，不畏光，无眵而头痛如锥，就是少阴表虚伤风，立方与太阳目病第九节颇同，宜用桂枝加附子汤。若目不全赤，坎离两廓仅现血丝一二缕，则属于虚，治不同法。

桂枝加附子汤：附片六钱，桂枝三钱，白芍三钱，甘草三钱，生姜三钱，大枣一枚。

【论理释义】

三阴主里，古有明文。而里脏为病，又兼出现表象，即为里中之表。这也好像三阳主表，而主表当中又有表中之里，同是一个道理。所以，此症即为少阴表虚，属于里中之表。但是，根据什么来判断它是表证？因为突然目赤，即新病主表，而少阴的中见又是太阳，所以坎离两廓的血丝较多。为什么本经表病却又牵连到中见？因为三阴经脉比较深隐，三阴表病常是借三阳而入的关系。此症既不畏光，即不是有余。无眵，即不是因热。不过以上诸症，也可以看作太阳中了寒风，其所以要断作少阴表虚者，主要以头痛如锥来鉴别。为什么少阴头痛会如锥刺？因为肾脏主脑，脑浆是无痛感的东西，全凭保护脑浆的经络发生知觉，如果少阴受病，不论是表是里，只需病邪达到头上，则脑外经络就要发生抽掣，所以痛如锥刺、痛处极多而痛点极微，仅如针尖连刺带锥的一样。本节即有这些情形，所以用桂枝加附子汤，以振肾阳而填表虚，使外来风邪仍从太阳而出。至于气轮色白，独现一二缕血丝，不拘在何经何廓上，都属于里或属于虚，不可不辨。

【心悟】

老师治疗离廓病变的临床案例

唐某，女，成人。

1975 年 9 月 5 日初诊：左眼离廓血丝独显一缕，腰痛，尿频，尿急而黄少。西医诊断：肾盂肾炎。

辨证：依据八廓辨证的规律，离廓本属手太阳小肠经，离廓血丝独显一缕则属里证。以六经的表里关系是太阳属表，少阴属里，结合腰为肾之府，腰痛，尿频，尿急，西医诊断的肾盂肾炎，则知此病应属少阴里证。尿黄少、频急属于热，因此本病属于少阴里热目病。

拟法：滋阴补肾，清热通络。

处方：龟甲 15g，鳖甲 15g，桃仁 9g，萆薢 31g，生地 15g，木通 9g，竹叶 9g，甘草 6g，蒲公英 31g。

1975 年 9 月 26 日复诊：查见离廓血丝消退，腰痛减轻，仍有热气自小腹上冲，舌木。

处方：原方加败酱草 31g，寒水石 9g。

（二）

白珠血丝作淡红色，涕清如水，泪涌如泉，畏光甚，无眵，两眉头痛，而脉沉紧者，麻黄附子细辛汤主之。

麻黄附子细辛汤：麻黄二钱，附子四钱，细辛一钱。

【论理释义】

此节症形说的是少阴伤寒表实，也就是太阳与少阴同病的两感症。为什么太阳少阴受寒，却说是少阴表实？因为太阳为少阴之表，所以少阴伤寒却现许多太阳症状。为什么现了太阳症状，却又要认作少阴表实呢？因为脉沉而紧，就是区别。如果专是太阳受病，脉必紧而不沉，所以此症不得用麻黄汤，宜用麻黄附子细辛汤。里固则表同解，其余病理在麻黄汤内已有解释，不再论述。

（三）

性交后，伤于寒，眼无丝毫外症而突然失明者，须急治之，方主麻黄附子细辛汤。

麻黄附子细辛汤：麻黄二钱，附子四钱，细辛一钱。

【论理释义】

此节症形说的是少阴里实，也是少阴里证的虚中夹实。上节虽是少阴，而外表却兼属太阳经症，属于少阴之表。此节症形外无表现，而疾病之来是由性交引起，所以属里证。因为性交之后，肾脏空虚，外面寒邪乘虚直中，闭塞了目中少阴经络的玄府，因而失明，所以属于虚中夹实。寒邪伤人，闭塞玄府，在表在里均是实证，所以本节又属于里实。不管如何辨证，都宜用麻黄附子细辛汤，则寒邪方能速除，视力方能恢复并且不能懈怠，缓则必成痼疾。举此二例，以见经方作用配合极精，一方而有几种用处。前节用此汤，是借附子固后防，而以麻辛攘外患；本节用此汤，是借附子作向导，而引麻辛除内忧。临证应变，变化要多，不得胶柱鼓瑟。倘入房后而伤冷水，梦遗后而中寒邪，都是同一看法。

（四）

风水气轮明净光洁，而血轮痛如针刺，烦躁不眠，视物无睹者，黄连阿胶鸡子黄汤主之。

黄连阿胶鸡子黄汤：黄连二钱，黄芩一钱，白芍一钱，阿胶二钱，鸡子黄一枚。

煎好去渣，俟药稍冷，纳鸡子黄一枚，搅令相得后方用。

【论理释义】

此节症形是说手足少阴的热症属于里实。因为少阴经以热为本，所以生热。心热则烦，肾热则燥，热甚而伤手少阴的目中经络，所以血轮痛如针刺；热甚而伤足少阴的目中经络，所以视物无睹。宜用黄连阿胶鸡子黄汤，以泻热而交心肾，则里实的热邪自解，视觉方能恢复。

（五）

五轮正常而眼中常见白色光亮微小圈点飞动者，肾水上泛也，宜用真武汤温之。

真武汤：茯苓三钱，白芍三钱，生姜三钱，白术二钱，附片六钱。

【论理释义】

此节症形是说肾阳不足，少阴里虚的现象。肾为水脏，须赖坎水中的一点真阳来主宰，水液方能顺行，不滥不泛。就像地上之水，内中涵得有气，同为一个道理。人如肾阳不足，则肾水即不化，肾水不化而上泛到目中，故目中即见白色的光亮圈点飞动。此种病证，西医属于眼底水肿，宜用真武汤来壮水之主以镇阳光，益火之源以消阴翳。这个用方的意图，和桂附八味丸的壮水法、益火法不同。八味丸的壮水主，是用阴药来补水；八味丸的益火源，才是用桂附来补肾。本条的壮水主，是壮坎中真阳为水主；本条的益火源，是益肾火之源消水气。

（六）

仰卧之后，视力清明，但起身走动即觉昏花，因而失明者，以杞菊地黄汤加白及玄参为丸或用生脉散煎汤常服。

杞菊地黄汤加白及玄参方：枸杞二两，菊花二两，熟地二两，山药二两，丹皮二两，枣皮二两，茯苓二两，泽泻一两，白及五钱，玄参一两。

研为细末，作蜜丸，每日空心服一两，白开水送下。

生脉散：泡参二两，麦冬八钱，五味子二钱，煎汤服。

【论理释义】

此节症形说的是少阴里虚。因为白珠属肺而主金，金为水母，少阴的天乙真水全赖金生，白珠又是眼睛的总帅，与少阴经络子母相依，所以少阴入目的经络，要附在白珠内面，子母相生而生视力。此病之起，常因纵欲无度，损亏真阴，肾水精华枯竭，无以上荣于目，母生真水难供子耗，子母不生，所以本经入目的经络，即不为白珠所统，而与白珠脱离。病初起，经络尚未全脱，故当仰卧以后，经络还能贴于白珠，视力仍觉清明。当起来走动时，经络才与白珠略分，视物即感昏花。如不注意调治，必致失明，当以杞菊地黄汤加白及玄参以滋肺肾，或用生脉散以固肺气而敛真阴，经年长服，或可恢复视力。但这是内障眼病，还须断绝房事，方能收效。此症更须注意休息，不做剧烈活动，假如不遵医嘱，肯定是徒劳医治。

附：陈老师治疗视网膜脱离的相关理论及验案一例。

西医眼科学中的玻璃体能生长吗？陈老师曰："能。如果玻璃体是一成不变的东西，那么婴儿眼中的玻璃体到了成人时就不能随整个眼球共同增大而增多了。"这样一说，足见玻璃体还是能生长的，只不过长得很慢而已。但是这种玻璃体又从何处产生的？就非从中医学上去研究不可。在中医方面，对于人的眼睛却有追本穷源的学说。根据《灵枢·大惑论》中的"五脏六腑之精气，皆上注于目而为之精"，则知人的眼睛是五脏六腑的精气所构成。所以古人把外眼分属五脏，划为五轮。但是眼球内的分属，却又附之阙如，未讲是何经何脏产生的，难免使人懵懵。兹据本人的中西医结合研究，使中西医融为一体来讲，则是西医学所讲的玻璃体应属中医学所讲的肺脏上注的精华。何者？《素问·宣明五气》说"肺藏魄"。张隐庵先生的注释是"魄乃阴精所生"，则知魄为何物，实系真精，在眼球中即是玻璃体。本人研究至此，对于西医眼科学中的玻璃体液化及视网膜脱离疾患，皆以补充肺阴为主，多以生脉散为主治之。治玻璃体液化用生脉散，是取其生津益气，使精回稠。治视网膜脱离用生脉散，是取其填充了玻璃体，以顶住视网膜。这样治疗，收效虽然不少，但系远道病员未能探得最后结果。现举一例视网膜脱离病案，以供同道审查。

李某，女，6岁，住址：本市南光机器厂。

主症：1976年11月12日，患儿双眼睑突然浮肿、神倦，四天后即感视物不清，次日到某医院眼科就诊。检查发现，双眼颞下方视网膜脱离。

诊断：①双眼视网膜脱离；②双眼视网膜劈裂症？

立即收入住院。绝对卧床休息，未用任何药物，当时视力：右0.3，左0.2。1976年11月19日，患儿家长来我处要求服中药治疗。

中医诊断：太阴里虚目病。

病理辨证：业已说明，不再重论。

治则：补肺生精，益气固脱。

处方：生脉散加味。

药物：党参一两，五味子二钱，麦冬一两，苡仁一两，丹参一两，木瓜三钱，枸杞五钱。

方义：方中以党参、五味子、麦冬生津益气，生津即可以生精，益气即可以固脱；用苡仁利水渗湿，以消网膜下面积液；枸杞补肾，丹参活血，是目得血而能视的意思；木瓜疏肝，是视网膜应属肝经，以疏为主。

1976 年 12 月 12 日复诊：共服上方 24 剂，双眼视网膜平复，靠近六点边缘处仍呈灰白色，血管稍弯曲，为浅脱离；下方赤道部有小圆点状白色渗出，黄斑有小圆点渗出、深度水肿，黄斑光反射可见但较弱。

处方：党参一两，煅炉甘石五钱，五味子三钱，麦冬一两，苡仁一两，枸杞五钱，丹参一两，木瓜三钱，滑石三钱。

本方于原方中加入炉甘石以助苡仁之祛湿，加滑石以使有形之水入下焦。

1976 年 12 月 22 日三诊：半坐四天后，双视网膜均未再见脱离。三面镜检查发现，双眼锯齿缘分离，但缝的终始端不清。双眼黄斑均为筛网状色素变，右眼更为明显，中心凹光反射尚存在，双眼视网膜下方有散在小点（为硬性渗出）。

处方：山药一两，郁金五钱，党参一两五钱，煅炉甘石五钱，五味三钱，麦冬一两，苡仁一两五钱，枸杞五钱，丹参一两，木瓜三钱，滑石三钱。

本方加山药，除补脾外，兼能涩肺固精故也。此方共服 34 剂。

1977 年 2 月 1 日复查：视力右 0.3，左 0.4；眼底检查：双眼黄斑区色素沉着，网膜未见脱。为防止再脱离，于 2 月 11 日在全麻下施双视网膜冷冻术。

1977 年 4 月 16 日检查：视网膜复贴良好，周边部下方网膜均有色素沉着。

1977 年 8 月 16 日复查：视网膜情况同上，视力右 1.2，左 1.5。

【心悟】

视网膜脱离是眼科临床常见的疑难病之一。由此案的论理及疗效可见陈氏眼科六经辨证理论的先进性和实用性，亦可见中西医结合对治疗此病的远大前景，发人深思。

（七）

双目外无表证而视物模糊，或觉眼中有黑子遮隔，或觉蚊蝇舞于睛前者，应及早医治，方可免于失明。方主驻景丸加减。

驻景丸加减方：菟丝子八两，楮实子八两，茺蔚子六两，枸杞二两，车前子二两，木瓜二两，寒水石三两，河车粉三两，生三七粉五钱，五味子二两。

研为细末，作蜜丸，每日空心服一两，白开水送下。此方如欲减轻剂量，用水煎服亦可，但应取出三七粉、河车粉兑药水服。

【论理释义】

此节症形是说少阴里虚，真元不足，酿成内障；也是肾脏虚弱引起的症形。因为肾主收藏，以藏为贵，如果肾精不藏，则坎水中的真阳无荫，目中的少阴经络也不能单独闭藏，精汁势必外窜。窜于经络周围，则视物模糊；窜于瞳神后的精膏中，与精膏混杂不清，则见黑子遮隔，或蚊蝇飞舞等情况。黑子遮隔不动，则精膏中的杂质也没有动；蚊蝇飞舞于前，则是精膏中的杂质，随目中的气机在动荡。所以必须培补真元，以化内中的杂质，方主驻景丸加减；时或兼用几剂真武汤，真元返本，杂质自清。但温补当中，切勿误用凝滞的补药，如果误用则杂质难清，例如熟地切记不可使。

（八）

妇女梦交，男子梦遗，两眼模糊昏花，内外偏无障隔者，封髓丹主之。

封髓丹： 盐水炒砂仁五钱，酒炒黄柏四钱，甘草二钱。

【论理释义】

此节症形是少阴里证，属于虚中夹实。不论是妇女梦交或男子梦遗，都由肾虚而相火妄动。相火动而上炎，则扰乱目中的少阴经络，虽内外无障，而两眼模糊昏花。此症不可以形求，必须从气取。所以方主封髓丹，以泻相火而纳肾气。

（九）

五轮与常人无异，而盲无所睹，名曰青盲，精亏神败也。以驻景丸加减方加细辛鲜猪脊髓方长服，断绝房事，可复光明。

驻景丸加减方加细辛鲜猪脊髓方： 菟丝子八两，楮实子八两，茺蔚子六两，枸杞子二两，车前子二两，木瓜二两，寒水石三两，河车粉三两，生三七粉五钱，五味子二两，细辛三钱，鲜猪脊髓一斤。

服法同上。

【论理释义】

此节症形亦属少阴里虚。病的起因有二：由悲愁惊怒所伤而盲的，是伤手少阴心和足厥阴肝；由纵欲无度所伤而盲的，是伤足少阴的肾。总之，不论是伤心、伤肾或伤肝，都属神败精亏，真元不足，无以上供目用，以致目中玄府衰竭自闭，郁遏光明，外表虽同好人一样，而实则盲无所睹。这种眼病，我们应把它看在肾经，当作中医学所称的目系有病来医治。因为人的目是与脑相通的，统摄真元，隶属肝肾，所以不管它是如何而起，都应当从补肾开窍上着手。但不绝房事，则虽终身服药，也不能治愈。

（十）

瞳神结成内障，色白如银，盲无所睹者，方主陈氏自制金水丸。如有兼症，则以汤药随症兼治之。

陈氏金水丸：净茨菇粉（此处茨菇即荸荠）十六两，玄参四两，白及四两，百草霜四两，升麻一两。

研为细末，茨菇汁或水为丸，如梧子大，每服二钱，冷开水送下。

【论理释义】

肾脏之精气欲收，肺脏之金性欲化。假如肾脏之精气不收，则坎中肾气不足，诸病就容易侵袭。如果肺脏之金性不化，则宝贵之金也成为无用之物，所以箕子演出的洪范九畴，讲到五行，说是金曰从革，意即金要化后，才能从人改革而为用。此节症形，即是指的少阴里虚，精气不收，真元不足，以致瞳神后的肺脏精膏分泌出金性本质，色白如银，结聚在瞳神之中，成为内障，使目无睹。其所以要聚在瞳神之中，因为肾为子，肺为母，母虽横悍，终必以子为依，其所以一聚即不能散，是因为肾脏的真元不足，无能力以化其母气的横悍。坚冰之渐，由来已久，此时若要扶持子脏，但其母气之横悍业已不可收拾，所以必须用抑母宁子之法，以陈氏金水丸为主，随其兼症，杂以汤药。如果不收效，宜用手术治疗。

（十一）

天晚目盲，天晓明彻，或夜间只能下视，不能上视者，名曰雀目，宜驻景丸加减方，用米泔水煎生猪肝及夜明砂下。如果日久失治，则瞳神变黄色，成黄内障；甚则作黄金光，名曰黄风，五风症之一也。以山药白术煎汤，送服陈氏自制金水丸。

驻景丸加减方：菟丝子八两，楮实子八两，茺蔚子六两，枸杞二两，车前子二两，木瓜二两，寒水石三两，河车粉三两，生三七粉五钱，五味子二两。

研为细末，作蜜丸，每日空心服一两，用米泔水煎生猪肝二两，夜明砂二两送下。

陈氏金水丸：净茨菰粉十六两，玄参四两，白及四两，百草霜四两，升麻一两。

研为细末，茨菰汁或水为丸。另用山药四钱，白术一钱，煎汤晾冷，送服丸子二钱，每日服 1 次。

【**论理释义**】

五风目病，起源不一，似不宜完全列在少阴篇中。但这些内障终结在瞳神，故本书即将五风接连列入少阴篇中，以便读者查看。此节症形属于里虚，因为肝木过虚，而传其所胜之脾土；脾土受病，土不生金；金土同病，再传其所胜的肾水，以致瞳神结成黄色内障，使人目盲。至于初受病时，只是天晚目盲，天晓明彻，系因五轮当中，还是不离真阴与真阳和谐，方能发生视力的作用。此症由于肝气过虚，肝脏的真阳不足，阴气偏胜，再加以天晚属阴，肝脏的真阳不能胜阴，所以目即盲无所睹。到天明时，阳气重生，则外界之阳来补助内乏之阳，所以夜盲之目天晓又复明彻。其所以夜间只能下视，不能上视者，是由肝虚生风，瞳神后的精膏为风所扰，真阴真阳各在一方，真阴在精膏上面，真阳在精膏下面，有如飞禽，夜间不能上视，所以本症又名"高风雀目"。用驻景丸加减方，要借猪肝等类为引，就是以肝补肝的意思。日久失治，则风木走窜，顺克脾土，土不胜侮，即现出中央戊己的黄色，金无土生，也分化出金性本质，与黄色混合，结为黄金色的黄内障而附于瞳神，犹如白内障的情形，所以仍同白内障的治法，略用脾药来引经。

（十二）

眼中常见黄花，不痛不痒，视物模糊，待黄花渐退，目亦渐渐失明者，黄风之虚证也，以六君子汤加山药、白及、全蝎治之。若尺脉迟微，当顾脾血，宜归脾汤。

六君子汤加山药白及全蝎方：人参一两，白术三钱，茯苓三钱，甘草二钱，陈皮三钱，半夏二钱，山药五钱，白及五分，全蝎五分。

归脾汤：泡参八钱，白术三钱，茯苓三钱，甘草二钱，黄芪五钱，远志二钱，木香三钱，枣仁五钱，龙眼肉三钱，当归三钱。

【论理释义】

此节症形是说脾虚生风，眼珠内的脾气涣散，属于里虚不足，所以不痛不痒，常见黄花、视物模糊。及至黄花渐退，目亦渐盲，则是脾气退败，必须以六君子汤加减来挽救。方中用白及，意在土金相生，土旺金生，则虚风难以动摇；但尺脉迟微者，又属血虚，所以又要以归脾汤为治。西医学认为，人的眼底具有黄斑，而对于这种黄斑与内脏的关系却未深研。根据中医五脏所主来看，"中央黄色，入通于脾"，则这种黄斑是属脾脏的精华所结，所以眼见黄花，黄斑多有病变。从西医的研究，人眼的中心视力是由眼中的黄斑发生的，更证明黄斑属脾是确实的。验之临床，每每见效。

附： 陈老师治疗中心性视网膜炎验案

肖某，男，成人，住址：新疆奎囤农机厂。

函诉：1976 年 9 月突然右眼视物模糊，视力急剧下降。在当地检查：右眼黄斑区水肿，中心凹光反射减弱，视力 0.3。诊断为"右眼中心性视网膜炎"，称无法根治。患者思想紧张，经人介绍来信求治，无舌脉可辨，只能根据中西医结合的观点来裁判，断作肝脾两经的虚中夹实证。因为西医眼科学中的视网膜应属中医学中的足厥阴肝经，西医眼科学中的黄斑应属中医学中的足太阴脾经，此种结合的理由，见于本人 1959 年写的《中西医串通眼球内容观察论》，兹不赘述。这个论说，虽不足以定论，但在中西医结合的临证辨证上，收效确实不小。现将此症立法处方分述如下：

立法：补肾滋肝，醒脾利湿。

处方：驻景丸加减方。

药物组成：楮实子八钱，菟丝子八钱，茺蔚子六钱，木瓜三钱，苡仁一两，山药八钱，三七粉一钱，鸡内金三钱，炒谷芽一两，炒麦芽一两，枸杞五钱。

方义：楮实子、菟丝子、枸杞是补肾以滋肝（补水涵木）；山药、苡仁是补脾而兼利湿；谷芽、麦芽、鸡内金入脾经并推积滞；木瓜为肝经之药，既能敛而又能疏；佐以三七养血活血。以后再坚持服药，视力逐日上升。服药 25 剂时，视力 0.5；40 剂时，视力 0.7；52 剂时，视力 0.8；59 剂时，视力 0.9；79 剂时，视力 1.0。停药观察半年，视力巩固。患者将本方推荐给同病患者驾驶员蒋某、公安人员贾某等，服药后均已治愈，故此来函称谢，得以总结。

（十三）

眼前常见绿花，或时又发现红白色，继则头旋，或者瞳神散大，额角痛牵瞳神及鼻鬲，因而昏盲。瞳神变绿者，名曰绿风。方主陈氏自制息风丸或沈氏息风汤。若不作痛者，则当以驻景丸加减治之。

陈氏息风丸：赤芍一两，紫草一两，菊花一两，僵蚕一两，玄参一两，川芎七钱，桔梗五钱，北辛五钱，牛黄五分，麝香一分，羚羊角四钱。

研为细末，水为丸，如梧子大，日服七丸，白开水下。

沈氏息风汤：犀角（羚羊角代）三分，沙参一两，黄芪五钱，花粉五钱，生地四钱，当归四钱，麻黄二钱，蛇蜕二钱，钩藤五钱，防风五钱。

此方出自《沈氏尊生书》中，原是用来治疗内症的，并未命名，本书借用来治疗眼病，命名沈氏息风汤。

病轻者，用石决明一两或珍珠母一两代犀角；病重者，用羚羊角粉二三分代犀角，或用原方；兼恶心呕吐者，加藿香五钱，草豆蔻三钱；兼见瞳神干缺者，加蒲公英一两。

驻景丸加减方：菟丝子八两，楮实子八两，茺蔚子六两，枸杞二两，车前子二两，木瓜二两，寒水石三两，河车粉三两，生三七五钱，五味子二两。

研为细末，为蜜丸，每日空心服一两，用鳖血炒柴胡煎汤送下。

【论理释义】

此节症形是说绿风的虚实两种情况。绿风病变是五风之一。五风有黄、绿、青、黑、乌几种类别。其治法说法，各书都有所不同，所以对于此症，凭作者自己的体会，拟一通用药方作为治疗，收效颇多，故对诸风就未分列方剂。倘临证碍难，而嫌此方有不足时，则可参考《医宗金鉴》《东医宝鉴》《审视瑶函》等书。至于本症的起源，《医宗金鉴》说是发于肺；《审视瑶函》说是头风痰湿，火郁忧思忿怒之故；《东医宝鉴》说是肝肺的病。但据作者的研究，却认作起于足少阳胆经，不论是虚是实，都是瞳神前面的胆汁精膏在起病变，所以常常看见绿色花飞或者瞳神散大。至于时或又见红花或白花者，是因胆病连肝，肝风上冲而扰及心肺两脏的关系。有风，故头作旋晕；胆病，故少阳经的额角痛牵瞳神，株连鼻隅，病属于实，属于里。若不作痛，仅现头旋眼花，瞳神变绿者，即属胆虚不足，当以驻景丸加减，用引经药即可引入胆内。

（十四）

头旋晕，顶颠偶痛，眼前常见青花，日久不治，瞳变青色，昏蒙将失明者，名曰青风，方主陈氏息风丸。顶颠不痛者，则予以驻景丸加减。

陈氏息风丸：赤芍一两，紫草一两，菊花一两，僵蚕一两，玄参一两，川芎七钱，桔梗五钱，细辛五钱，牛黄五分，麝香一分，羚羊角四钱。

研为细末，水为丸，如梧子大，每日服七丸，白开水下。

驻景丸加减方：菟丝子八两，楮实子八两，茺蔚子六两，枸杞二两，车前子二两，木瓜二两，寒水石三两，紫河车粉三两，生三七粉五钱，五味子二两。

研为细末，为蜜丸，每日空心服一两。

【论理释义】

此节症形是说肝风为害，以致袭伤瞳神，使瞳神变成青色，病属于里。因为东方生风，风生木，木生酸，酸生肝，风为木母，木本属青色，肝和则风和而宁静，不和则风暴而善行，风动则头中的清阳被扰，故作眩晕；肝伤而本脏的真色外现，故眼中常见青色。如果不明经络，不探原理，则青风一症，眼科书都说是头旋不痛，倘遇着兼有顶颠偶痛者，就会手足无所措。须知厥阴经脉与督脉会于顶颠，顶颠偶痛，也是青风的一个铁证。作者曾经治疗过此症，还是看作实证，用自制的息风丸治好的，故记于此，以释怀疑。至于顶颠不痛者，又属于虚，又当以驻景丸加减来医治。

（十五）

头痛如锥，眼中突见黑花，久则瞳神变昏黑，名曰黑风，予以陈氏息风丸，独活煎汤下。渐见黑花者，则服驻景丸加减方，独活煎汤下。

陈氏息风丸： 赤芍一两，紫草一两，菊花一两，僵蚕一两，玄参一两，川芎七钱，桔梗五钱，细辛五钱，牛黄五分，麝香一分，羚羊角四钱。

研为细末，水为丸，如梧子大，每日服七丸，独活煎汤送下。

驻景丸加减方： 菟丝子八两，楮实子八两，茺蔚子六两，枸杞二两，车前子二两，木瓜二两，寒水石三两，紫河车粉三两，生三七粉五钱，五味子二两。

研为细末，为蜜丸，每日空心服一两，独活煎汤送下。

【论理释义】

头痛如锥，前有解释。至于突见黑花，久则瞳神昏黑，是属肾受风邪，风热上攻的关系，是属足少阴的里实病形。所以，用陈氏息风丸治疗，借独活祛少阴的邪风，则风与热皆自息。渐见黑花者，证明是肾虚，属于不足，可用驻景丸加减方，补剂当中，加独活为引。

（十六）

突然头如锥刺，眼中随现乌红色花，久则瞳神变乌红色，名目乌风，仍服陈氏息风丸，独活煎汤下。若是渐现乌红色花，服驻景丸加减方，独活煎汤下。

陈氏息风丸：赤芍一两，紫草一两，菊花一两，僵蚕一两，玄参一两，川芎七钱，桔梗五钱，细辛五钱，牛黄五分，麝香一分，羚羊角四钱。

研为细末，水为丸，如梧子大。每日服七丸，独活煎汤送下。

驻景丸加减方：菟丝子八两，楮实子八两，茺蔚子六两，枸杞二两，车前子二两，木瓜二两，寒水石三两，紫河车粉三两，生三七粉五钱，五味子二两。

研为细末，为蜜丸。每日空心服一两，独活煎汤送下。

【论理释义】

此节症形是说手少阴经病变，所以还是有头痛如锥的情况。少阴心脏本不受邪，如或受邪，则生命也有危险，所以此病要看作邪伤经络。心主血脉，若经络受病，则受病的经络血液颜色必然不鲜，所以眼中发现乌红颜色，时间久了则瞳神也会变作乌红。但是内中还是要分虚实两种，突然发病者为里实，渐病者为里虚，所以治法也分两样。总之，五风虚证，多宜于补；实证，多宜于清。刘河间先生曾说，热气怫郁，玄府闭塞，热郁于目，目无所见，则知五风实证，多属于热，闭塞玄府，不可不用清法。综合以上三门本节的前两句病况，都有类似于西医学的青光眼，但在"久则瞳神变乌红"句上，又有似于西医学的玻璃体积血，读者不可不留意。

附：老师治疗皮质盲验案一则

皮质盲为各种因素所致的、大脑皮质视觉中枢损害而引起的双目盲。中枢神经缺氧和中毒为皮质盲的重要原因。其特点为：

视觉完全丧失，瞳孔对光反射存在及眼底正常。过去文献认为，脑组织缺氧超过了3分10秒就可以引起皮质细胞的永久性病变，超过7分钟则可致死亡。本人用中药内服治疗该病，多有一定疗效，现将典型病案一例报告于下。

患儿韩某，男，1岁，因双目失明20余天来院求治。20余天前，曾因出麻疹，高烧6天，抽风3天，住某儿科医院治疗。住院后仍出现频繁阵发性抽风、昏迷达6天之久，抽风时面色青紫，每次持续3～5分钟。抽风停止时，嘴角仍有小抽动，用手指深压眶上神经无反应，瞳孔等大，对光反射存在，鼻翼扇动，呼吸急促，心率150次/分，双肺明显湿啰音；肝肋下3㎝，剑下3㎝，质中等；神经系统（-），全身皮疹渐退。血象：白细胞18.5×10^9/L，多核细胞32%，淋巴细胞62%，杆状细胞5%，嗜酸细胞1%，体温36.2℃。西医诊断：麻疹合并肺炎、脑炎。经抗感染、输液、输氧、镇静、中药等治疗后，神志逐渐清楚，抽风停止，但双目失明，用能量合剂、维生素B$_1$、维生素PP、654-2等治疗无效而出院。于失明后22天（1976年3月5日）到我处就诊。检查：双眼无光感，不能辨物，用强光照射或威吓动作，双眼睑无反射性闭合，双眼瞳孔等大约4mm，对光反射存在，双眼底检查未见明显异常；全身无力，左足活动不灵便，常呈屈曲状态。

中医诊断：阴虚内热，热极生风，风热之邪闭塞清阳之窍。

辨证：厥阴为风木之本，阴血虚为生风之由。此症因出麻疹高烧6天，是热伤阴血之起源；血阴伤则血未有不虚者，血虚则血不养筋，筋无所养，肝风自动，所以抽搐神昏；抽风时间稍长，则风热之邪闭塞头中清阳之窍，故目盲无所睹。

治则：养阴清热开窍。

处方：甘露饮加麝香。

药物组成：麝香二厘，生地三钱，熟地三钱，天冬三钱，麦冬三钱，石斛三钱，茵陈一钱，黄芩一钱，枳壳一钱，枇杷叶三钱，甘草五分。

方义：以甘露饮养阴清热，用麝香祛风开窍。

1976年3月17日复诊：服上方5剂，眼症尚无明显好转，原方加牛黄一分，紫草三钱以解热毒。

1976年4月21日三诊：上方又服5剂，患儿光感恢复，于首次方中加木瓜三钱以疏肝，全虫两个以祛风。

1976年6月11日四诊：患儿父亲称服上方20余剂，视力明显好转，患儿已能辨认父母和自己及找玩具，但尚不能看较远之物体，于首次方中去甘草，加鹿角五钱通督脉以升清阳，草豆蔻一钱以温胃气，全虫两个以搜肝风。

1976年10月13日五诊：服上方30余剂，患儿已可自由玩耍，能上下阶梯，但左足仍不大灵便。故于首次方中再加续断三钱，牛膝三钱，鹿角五钱，僵蚕二钱以强筋骨兼祛风邪。

半年后，患儿之父到医院，声称共服药100余剂，花钱不上百元，视力完全恢复，全身情况良好，特地表示感谢。

（十七）

眼珠痛如针刺，血液窜袭瞳神者，名曰血灌瞳神。先服通血丸以通之；血散后，继服炙甘草汤以补之。

通血丸：川芎一两，归尾一两，防风一两，荆芥一两，赤芍五钱，生地五钱，甘草五钱。

研为细末，作蜜丸，每服三钱。

炙甘草汤：人参四钱，生地三钱，麦冬四钱，阿胶二钱，麻仁四钱，炙甘草四钱，大枣二枚，桂枝一钱，生姜一钱，清酒五钱。

【论理释义】

此节症形是说少阴肾虚，以致眼珠中的脉络血液放任侵袭，使瞳神竟成一颗血珠；血液不循正途，放任乱窜，所以眼珠痛如针刺。必须先服通血丸，以收回血液。待瞳神中血散后，再服炙甘草汤，以养真阴。

（十八）

五轮与常人无异，眼前常见红光旋转，累月经年，偏不失明者，方主黄连阿胶鸡子黄汤加丹参、丹皮。

黄连阿胶鸡子黄汤加丹参丹皮方：黄连二钱，黄芩一钱，白芍一钱，阿胶二钱，鸡子黄一枚，丹参五钱，丹皮四钱。

药煎好去渣，俟稍冷，纳入鸡子黄一枚，搅令相得后方用。

【论理释义】

此节症形，作者（即陈达夫教授）于1962年中遇一女性病员，由重庆来求治疗。据她说，这种状况已历数年，经一些大医院检查，都说眼底无病，心中异常懊恼，全身别无病证。作者认为，这种病变是属手少阴心经的阴虚内热实证，因为心色为赤，遇有热邪而逼其本色外现，于是给予以上方治疗。一个月后，病员来信说她的病痊愈了。举此一例向眼科同行介绍，有时应从幻觉去辨证，不可按图索骥。

（十九）

眼前觉有红色，视力随之模糊，甚至失明，方主陈氏生蒲黄汤。患病久者，则给以桃红四物汤；如不见效，更投以血府逐瘀汤，时而则当扶其正气。

陈氏生蒲黄汤：生蒲黄八钱，旱莲草八钱，丹参五钱，丹皮四钱，荆芥炭四钱，郁金五钱，生地四钱，川芎二钱。

桃红四物汤：川芎四钱，当归四钱，生地四钱，赤芍四钱，桃仁三钱，红花三钱。

血府逐瘀汤：当归三钱，生地三钱，桃仁二钱，红花二钱，枳壳二钱，甘草一钱，赤芍三钱，柴胡二钱，桔梗一钱，牛膝一钱，川芎二钱。

【论理释义】

此节症形是说少阴的里热实证，与上节有所不同，并列于此，以便互相参照。上节的眼见红光，虽日久也不失明，是属热伤其无形之气；本条的眼前觉有红色，随即模糊失明者，是属热伤了有形之血。分辨之点，就是在失明和不失明上。但热伤血液，为什么会失明呢？因为血的性质，过寒则凝，过热也能凝滞为害。本症之起，是因少阴经脉发生热邪。脉被热伤，血液即生瘀滞；血有瘀滞，脉道循环即受阻塞，脉道循环受阻，所以血管开裂，血即随热乱行而窜于目中，以致失明。

【心悟】

内眼出血是常见眼病，也是对视力损害既迅速又严重，甚至会导致失明的眼病。以大禹治水疏通为主的方法来治疗内眼出血可谓十分高明，然而运用的技巧却常常决定成败。老师在本篇的（十七）（十八）两条中深藏玄机。（十七）"眼珠痛如针刺，血液窜袭瞳神"反映的病理是寒凝血瘀，因血瘀致使血不循经而外溢。所以直用温通行血法来止血化瘀，而绝不用凉血止血以牵攀。待瘀血散尽，则继以炙甘草汤养真阴，益心气，仍不忘温通之意。（十八）"眼前觉有红色，视力随之模糊，甚至失明"反映的病理是血热成瘀，因血瘀而致出血的眼病，所以采用清通行血来止血化瘀。在此基础上，又分出早、中、末三期不同治法。早期以清热止血治其标，凉血化瘀治其本，慎用温燥之品；中期专用活血行瘀法，用药偏温，因血液之性是寒则凝、温则行；末期本着气为血之帅，气行则血行之理，采用行气活血法以消除顽固瘀血。

（二十）

瞳神小如针尖，不能瞻视，知柏地黄汤主之，时或应加麻黄。

知柏地黄汤： 熟地三钱，山药三钱，丹皮三钱，枣皮三钱，茯苓三钱，泽泻三钱，知母二钱，黄柏三钱，有时加麻黄一钱。

【论理释义】

此节症形当属少阴里虚，阴虚火旺的关系。病的起源，多由劳伤气血，穷极视瞻，纵欲无度，火旺阴虚，致使邪火上升，伤害胆汁，胆精不能注到眼内，致使风轮底层与瞳神略有间隔之处粘贴起来，瞳神渐收，小如针尖；或因肝热过甚，常患眼病，伤害胆精而成。必须用知柏地黄汤养阴泻火。有时要加麻黄，是因为瞳神收过久，一时难开，略加麻黄以助开散。但此症已成痼疾，很难收效，本来不应列入书中，然而当眼科医生的，不可不知道此症，也不可不知道这个疗法，所以也就收入本书。

（二十一）

瞳神散大，风轮窄狭，视物昏蒙，主以空青丸去细辛加寒水石治之。

空青丸去细辛加寒水石方：防风二两，生姜二两，地黄二两，知母二两，北五味一两，车前子一两，石决明一两，空青石二两，寒水石二两。

研为细末，作蜜丸，如梧子大。每服十丸，清茶送下。

【论理释义】

此节症形也属于少阴里虚，阴虚火旺的关系；有的是由痰火气怒头风损伤真阴所致，有的由于忧思抑郁或灯下久看小字而损伤真阴所致。因为瞳神虽属肾，而它的边缘则主肝。人的瞳神全赖肾脏的真阴充足，没有邪火则瞳神前面的胆精才能正常地去濡润肝脏所主的表里两层乌珠。如果真阴不足则生邪火，邪火上冲则胆精亏耗，风轮失其濡养，枯燥败坏，也就不能执掌瞳神边缘的收放。所以，凡是瞳神散大，必以养阴收敛为要着。

（二十二）

妇女每值交感，阴中流血，眼中痛如针刺，闭目难睁，方主伏龙肝散。连服数剂不愈，即当改用引精止血汤。

伏龙肝散： 伏龙肝五钱，上桂心五钱。

研为细末，分2次，清酒送下。

引精止血汤： 人参五钱，白术一两（土炒），茯苓三钱（去皮），熟地一两（九蒸），黑姜一钱，黄柏五分，荆芥三钱，车前子三钱（酒炒），枣皮五钱。

水煎服10剂，即不再发，但须忌房事3个月。

【论理释义】

此节症形是说少阴里虚而复中伤的情况。孙思邈说男女媾精，五脏皆有气至。可见男女性交，五脏也能受损。此症其所以必须用伏龙肝散，是因为心主血，肝藏血，若心肝受损，则血失其主而不藏，所以日后每值交感，前伤冲动而阴道血来，心肝伤血，所以眼如针刺而紧闭难睁。治以伏龙肝散是血从气治，使心肝之气收聚，诸症自然就消失。假如数服不愈，则知此症之起并不在气，而是行经交感，伤在精血，所以应用引精止血汤即可治愈。

（二十三）

漆黑的夜间，有时突能见物，明澈清楚，而翌日天明视物反觉模糊，潜阳汤主之。

潜阳汤： 姜汁炒砂仁五钱，附片四钱，制龟甲三钱，甘草一钱。

【论理释义】

此节症形是属少阴里虚。此种病证最为严重，而眼珠内外却又不会变形，完全是在气化上面的关系。因为少阴阴虚，真阴即不能羁縻真阳，所以有时真阳飞越，注到眼内，漆黑的夜晚，眼睛反能视物；到了翌日天明，眼珠内的真阳涣散，反而不足，以致视物模糊。急当予以潜阳汤以滋阴补阳，阴平阳秘，视力即能恢复，否则不仅目盲，而且有暴病亡阳的危险。

【心悟】

余业医眼科近50年，未尝见漆黑的夜间突能见物、明澈清楚，而翌日天明视物反觉模糊的患者。然而每遇头昏目胀，羞明，于光线明亮处视物昏蒙，光线较暗处反而清明之阴寒内盛、虚阳上浮的多种眼病患者，予以潜阳汤治疗皆获奇效。由是知学习老师的六经辨证理论方法必须融汇变通，才能广泛受益，如果拘执句读则难得要领。

另外，还体会到凡遇眼病患者的病情复杂时，辨证施治必须相应多元化。

【心悟】

笔者临床医案

案例1 邬某，男，12岁。

2009年11月17日初诊：自诉2009年2月开始患病，曾在北京同仁医院眼科诊断为双眼视神经炎。其后来我院眼科住院治疗，双眼远近视力均恢复到 0.1，矫正视力 0.6。看不清书报，时觉头昏，因视力不能继续改善，转来我处门诊治疗。

辨证：该患者外眼如常，只觉视力下降，应属水轮病变。水轮属肾，加之时觉头昏，亦是肾虚表现，由肾虚而至通光脉窍闭塞，引起视力下降。

治法：补肾开窍。

处方：楮实子 25g，菟丝子 25g，茺蔚子 18g，木瓜 10g，枸杞 15g，三七粉 3g，车前子 10g，山药 30g，石菖蒲 1g。

2009 年 11 月 21 日复诊：双眼矫正视力均为 0.7。

处方：原方加全蝎 2g。

2009 年 12 月 19 日六诊：双眼矫正视力仍为 0.7，自诉初病时目刺痛，伴视力下降。

辨证：目刺痛伴视力下降，说明与血脉瘀滞有关。

处方：楮实子 25g，菟丝子 25g，茺蔚子 18g，木瓜 10g，枸杞 15g，三七粉 3g，河车粉 10g，寒水石 10g，山药 30g，全蝎 2g，牛膝 10g，川芎 10g。

2010 年 1 月 23 日十一诊：双眼矫正远视力仍为 0.7，畏见尖锐物体，失眠，易呕吐。

辨证：胃不和则卧不安。

治法：和胃安神。

处方：法半夏 15g，薏苡仁 30g，丹参 15g，龙骨 15g，牡蛎 15g，茯苓 15g，炒枣仁 20g。

2010 年 1 月 30 日十三诊：仍畏见尖物，流清涕，头昏。

辨证：《内经》曰"肾在志为恐"，又曰"胃为恐"。注曰：胃热则肾气微弱，故为恐。此证畏见尖锐物体之病理应是胃热；头昏，清涕，是由外寒所致。

治法：清胃散寒。

处方：酒大黄 5g，芒硝 10g，生姜 10g，法半夏 10g，甘草 3g。

2010 年 2 月 1 日十四诊：矫正视力仍为 0.7，畏见尖锐物体减轻，喉间有痰。

处方：原方加细辛 3g。

2010 年 2 月 2 日十五诊：畏见尖物症状消失，晨间多痰，矫正远视力右眼 0.8，左眼 0.7。

治法：和胃化痰。

处方：芡实 30g，法半夏 15g，陈皮 10g，茯苓 15g，柏子仁 10g，胡麻仁 10g，丹参 15g，川芎 10g，石菖蒲 2g。

2010 年 4 月 3 日二十四诊：矫正远视力右眼 0.8，左眼 0.7；双眼近视力均为 0.2。

处方：楮实子 25g，菟丝子 25g，茺蔚子 18g，木瓜 10g，枸杞 15g，当归 10g，肉苁蓉 15g，山药 30g，青皮 10g，五味子 3g，伸筋草 15g，松节 15g。

2010 年 5 月 3 日二十八诊：头昏欲吐，平素忌食豆豉、咸菜、豆腐乳。

辨证：头昏，忌食咸，是肾虚。

处方：覆盆子 30g，巴戟 30g，党参 15g，茯苓 15g，山药 15g，神曲 10g，丹参 15g，白术 15g，石菖蒲 2g。

2010 年 5 月 22 日三十一诊：视力稳定，仍然忌食咸。

辨证：补肾开窍既不能提高视力，又不能消减忌食咸，说明病理分析尚不准确。西医的视神经炎应是中医的目系病变，目系与足阳明胃、手少阴心、足太阳膀胱、足少阳胆及足厥阴肝都有联系。其间手少阴心主火，心气虚则畏咸。因咸属水，心气虚则畏咸寒之味相克。

治法：补益心气。

处方：党参30g，茯苓15g，远志5g，石菖蒲5g，炒枣仁15g，黄芪30g，防风10g，甘草10g。

2010年5月29日三十二诊：双眼矫正远视力均为0.8，皮肤风疹，不痒。

处方：原方加连翘15g。

2010年6月5日三十三诊：风疹消散，看书已不用放大镜。

处方：党参30g，茯苓15g，远志5g，石菖蒲5g，炒枣仁15g，枸杞15g，当归10g。

2010年8月24日四十一诊：矫正远视力，右眼1.2，左眼1.0。嗳气半个月，舌淡红，苔薄白，脉缓。

处方：旋覆花10g，代赭石15g，党参15g，法半夏15g，大枣10g，甘草3g，丹参15g，生姜15g。

案例说明：本案例凡是病理分析和治疗方药大致相同处均省略，只把病理分析和治疗法则的转折处与其相应的应诊次数保留，旨在避免文字冗繁而又使诊疗的思路清晰可见。

本案例的启示：西医对视神经炎的诊断容易统一。中医对视神经炎的病理认识是多元化的。单讲理论，从肾、从心、从胃、从肝、从胆，都能找到依据，但是一定要反复细心地咨询患者的病情，获得确诊的依据，使病理分析准确，做到治法方药无误，从而获得好的疗效。认识视神经与心、与胃、与肾的确定关系的过程，就是六经辨证认识阴阳含义而寻求相应太极的过程。

案例2 王某，女，35岁。

2011年4月18日初诊：其丈夫代诉，患者于2006年12月做剖宫产术后，昏迷10余天，呈植物人状态，醒来发现双眼失明。2007年3月7日诊断：①缺血缺氧性脑病，脑萎缩；②双侧枕叶大部，部分顶叶代谢明显减低，提示上述部位功能受损。2007年4月30日，广州军区医院检查诊断如下：①急性出血性疾病；②肺部感染；③急性左心功能不全；④心肺复苏术后；⑤剖宫产术后；⑥气管切开术后；⑦乙型病毒性肝炎慢性活动型。曾到北京同仁医院眼科就诊，得与邬某及其母亲认识。经邬某的母亲介绍，今日前来我处就诊。

目前主症：双眼视力均为0.03，右足瘫痪、行走不稳，左手痿软乏力，言语不清，必须丈夫代诉。皮肤多发性疖疮，手冷，二便调，脉弦细，双寸尤为不足。

辨证：本病复杂严重，分析其主要病因是气血大亏，因虚损导致光窍闭塞致盲，不能营养大脑致痿。

治法：益气活血。

处方：黄芪30g，桂枝10g，当归10g，桔梗5g，柴胡5g，升麻3g，川芎10g。

2011年4月25日复诊：视力右眼0.03，左眼0.05，夜多梦，晨起咽干。

处方：黄芪50g，知母10g，当归10g，川芎10g，赤芍10g，桃仁5g，红花5g，桂枝10g，桔梗5g，升麻3g。

2011年5月7日三诊：口腔时发溃疡，视力右眼0.09，左眼0.09。

处方：4月25日方去知母，加僵蚕10g，桂圆肉10g。

2011年5月16日四诊：双眼视力均为0.1，手足运动较前有力，小腿疖疮红赤发烫，口干，唇内溃疡，运动后气喘、胸闷。

辨证：小腿疖疮红赤发烫系湿热瘀滞。

处方：黄芪50g，知母25g，桔梗5g，柴胡5g，升麻3g，连翘15g，土茯苓30g，当归10g，赤芍10g，石斛15g，僵蚕10g。

2011年5月30日五诊：疖疮减轻，右腿较前有力，左手较前温暖，口腔溃疡未愈，倦怠思睡。视力：右眼0.08，左眼0.09。

辨证：视力略有下降，伴随倦怠思睡，是有轻微感冒。

处方：黄芪50g，知母15g，柴胡10g，葛根15g，升麻5g，当归10g，僵蚕10g，连翘15g，土茯苓30g，石斛10g。

2011年6月4日六诊：倦怠思睡解，双眼视力均为0.08。

辨证：感冒虽愈，气血运行仍不畅。

处方：黄芪50g，桂枝10g，桔梗5g，柴胡5g，升麻3g，当归10g，赤芍10g，川芎10g，土茯苓30g，连翘15g，桃仁5g，红花5g。

2011年6月8日七诊：自6月1日起停服西药激素，口腔溃疡减轻，皮肤疖疮渐散，手冷，苔厚。双眼视力均为0.09。

处方：黄芪50g，桂枝10g，知母10g，当归10g，赤芍10g，川芎10g，土茯苓30g，连翘15g，僵蚕10g，苍术10g，石菖蒲3g。

2011年6月13日八诊：停服降压药后，6月12日后口腔溃疡痊愈，处方不变。

2011年6月22日九诊：双眼视力均为0.1+1。

处方：上方去苍术、石菖蒲，加知母10g，桃仁5g，红花5g。

2011年7月14日十四诊：视力右眼0.1+1，左眼0.2。

处方：原方不变，带回香港服药治疗。

病情随访：后来在电话中联系，已能听清患者的叙述，手足痿软及疖疮都大有改善。

厥阴目病举要篇

（一）

厥阴风症，头如斧劈，虚与寒痛，仅在顶颠。若病人有此头痛，而风轮随起灰白色翳膜，白珠红赤梗痛，手足时冷复热者，当归四逆汤主之。

当归四逆汤：桂枝三钱，白芍三钱，甘草二钱，大枣二枚，当归三钱，细辛二钱，通草二钱。

【**论理释义**】

此节症形是说厥阴伤寒的表实状况。既然是受寒，怎么会牵连到风？因为厥阴本经，原属风木，木郁不达，势必与寒相争，风寒相搏，所以也会发现风象。但是，风症头痛为什么会如斧劈？因为风性泛窜，窜而不通则胀，胀而欲裂，故痛如斧劈。至于虚痛寒痛仅在顶颠，是因为厥阴经络，与督脉会于顶颠，虚痛与寒痛都不会如风的滥窜，只能痛在本经的范围。久病颠痛则为虚，暂病颠痛则为寒。如果突见厥阴的头痛，而风轮随起灰白色的翳膜，白珠红赤梗痛，手足时冷复热，是厥阴伤寒的表实，宜用当归四逆汤发散表邪。

（二）

两眼轮廓正常，突然若有风吹，胞睑紧闭，不敢展视者，桂枝加芍药汤主之。

桂枝加芍药汤： 桂枝三钱，炙甘草二钱，生姜二钱，大枣二枚，芍药六钱。

【论理释义】

此节症形是说厥阴的表虚中风现象。轮廓正常，突然好像有风吹入的感觉，胞睑紧闭，不敢展视。自己觉得有风，而实际上是表虚不固，无风恶风的厥阴表病。所以必须用桂枝加芍药汤，以固里而除外邪。此方在《伤寒论》太阴篇中，是用阴和阳法；在本章中，则用作安内攘外的表剂。同是一方，而作用却有不同。

（三）

头痛偏左，风轮起翳，或起灰白色膜者，予以吴茱萸汤。

吴茱萸汤： 吴茱萸二钱，人参三钱，大枣一枚，生姜三钱。

【论理释义】

此节症形是说足厥阴肝的里虚寒证。因为肝脏虚寒，所以风轮起翳，膜色灰白。如果是热翳热膜，颜色绝不灰白，故必用吴茱萸汤以温之。此症用吴茱萸与阳明用吴茱萸有所不同，阳明用吴茱萸是借吴茱萸温胃，此症用吴茱萸是正取吴茱萸温肝。不过厥阴头痛是在顶颠，或者如同斧劈，为何此症又说头痛偏左？因为肝气行于左，偏左疼痛，本属血虚。此症病员多属偶然血虚，血虚则生风，肝风即乘虚袭入的关系。但此症只需治风，不必补血，肝不虚冷则血自生。

（四）

两眼轮廓正常，视赤如白，视黄如红，颠倒色彩，辨认不清者，炙甘草汤加柴胡主之。

炙甘草汤加柴胡方： 炙甘草四钱，人参三钱，生地三钱，桂枝二钱，阿胶三钱，麦冬五钱，麻仁五钱，生姜二钱，大枣一枚，清酒一钱，柴胡三钱。

【论理释义】

此节症形是说厥阴里虚，肝气不和，所以轮廓正常，而对色彩辨不真，故必用炙甘草汤加柴胡以滋阴和肝，这就是肝和则目能辨五色的意思。

（五）

小儿素患蛔虫，久则双目紧闭，风轮白浑，气轮微黄而黄中必浑涵血色，名曰肝疳，宜服乌梅丸。

乌梅丸： 乌梅二百枚，细辛一两八，干姜二两，黄连三两，当归一两二，附片一两八（炒），川椒一两二（炒），桂枝一两八，人参一两八，黄柏一两八。依古法为丸，如梧子大，每服一钱。随症轻重，酌情加减。

【论理释义】

此节症形是说足厥阴肝感受湿热，湿为热蒸，导致生虫，形成肝疳，成为里实的状况。因为虫起于湿，须从热化，如无热邪，终难化生。此症素患蛔虫，则知内有湿热。湿热久留，则不仅专生蛔虫，并且可以化生若干细小疳虫，蚕食五脏，酿成五疳。肝有疳虫，所以风轮昏暗而色白；虫蚀既久，肝气不宁，所以双目紧闭而难睁。至于气轮变黄且黄中浑涵血色，是因湿热蒸胆而胆汁外溢，肝被虫蚀而肝脏血瘀上攻的关系，故必主以乌梅丸，寒热并用，以清湿热，杀蛔虫。

（六）

小儿常食香燥，腹泻不止，大便臭而腥，气轮变黄，浑涵血色，风轮外突，白兼红乌，盲无所睹，枯瘠变形者，肝疳极深也。急治之，投以金蟾丸，倘若腹泻仍不止者死。

金蟾丸：干虾蟆三钱，胡黄连二钱，鹤虱二钱，雷丸二钱，芦荟二钱，肉豆蔻（去油）二钱，苦楝根皮（东向能见阳光的）二钱，芜荑二钱，雄黄一钱。

研为细末，作蜜丸如梧子大，每服五丸。三岁外者，酌情倍加。

【论理释义】

此节症形是说足厥阴经，肝疳深重的里实状况。因为小儿常食香燥，则必引起湿热而生疳虫；肝主疏泄，被虫侵蚀，损坏机能，以致腹泻不止。所以此等泻症，补脾毫无功效，必须以杀虫收涩为主。杀虫方药乌梅丸也不济事，而应用金蟾丸的灵峻药物来治疗。便臭而腥，是由于虫坏腐物随便而出的关系；风轮外突，白兼红乌，盲无所睹，是由于虫蚀肝脏，竟随肝络而上蚀于目的原因；枯瘴变形，是脏败垂死的表现；气轮变色，即上节解释过的道理。倘不立即治疗，不仅两眼无用，而且还有生命危险。

（七）

妇女口中味涩，经前则作眼痛，八廓血丝无常，风水二轮翳膜不厚者，丹栀逍遥散主之。

丹栀逍遥散：柴胡三钱，当归四钱，白芍三钱，白术三钱，茯苓三钱，甘草一钱，薄荷二钱，煨姜二钱，丹皮三钱，栀子二钱。

【论理释义】

此节症形是说足厥阴肝经血虚火旺的里虚情况。但此症形八廓的血丝无常，风水二轮的翳膜不厚，临证极难掌握，必须重在病情上探讨。因为作者过去对于妇科的诊断，常遇到口中味涩的，自称如同吃着生羊枣一样。当时听到这种情形，作者也深为诧异，以为五脏现五味，古人固然已有说法，但讲到味涩，又是从何而起呢？后经反复探讨，认为涩为酸之变味，酸极而涩，涩过于酸，大凡口中味涩者，就是肝脏的病变。所以，此症就专以口中作涩、经前眼痛两点来认定病员是肝血过虚，由虚生火的证候，用丹栀逍遥散以补带清。连续服药几周，则病可痊愈，不再复发。

【心悟】

"妇女口中味涩,经前作眼痛"是辨足厥阴肝经血虚火旺目病的依据,亦是妇科疾病辨证的准则。以口中味涩辨内科疾病属肝经病变亦可。

（八）

头痛现厥阴证,风轮内突出一点黑珠,光如蟹目,叫作蟹睛。须急治疗,主以石决明散。

石决明散:石决明一两,草决明一两,赤芍五钱,青葙子五钱,羌活一钱,山栀子五钱,木贼五钱,大黄五钱,荆芥二钱。

研为细末,每服二钱,麦冬四钱煎汤送下。

【论理释义】

此节症形是说足厥阴肝的里热实证。因为肝有邪热,才发现厥阴头痛;肝热过甚而上蒸眼珠内的胆精,胆精不胜其蒸,所以风轮里层也突出风轮外面,犹如一颗黑珠,光如蟹目,疼痛难睁,必须用石决明散以散之,则热自清,蟹睛也自散。若不急治,可导致瞳败目盲。此症病兼肝胆,此方药在本书前面所列篇目中虽用在阳明,而实则又可以清肝胆,这是因症用药,不得拘泥于某一个方面。

（九）

凡目刺伤、撞伤损破风轮者,均以石决明散治之。

石决明散：石决明一两，草决明一两，赤芍五钱，青葙子五钱，羌活一钱，山栀子五钱，木贼五钱，大黄五钱，荆芥二钱。

研为细末，每服二钱，麦冬四钱煎汤送下。

【论理释义】

此节症形，本是厥阴风轮的外伤病变，其中刺伤、撞伤、炸伤病因不一，且属外症，为何都用石决明散？病因虽自外来，但已成内创，用药内清，内创自宁，所以还是能服药。至于三种病变虽有不同，但其受伤则是一理。因风轮受伤，则肝胆经络未有不生热的。肝胆生热，就应当从内清外，与治蟹睛相同，所以还是用治蟹睛的方药。

（十）

碱、石灰、化学药物腐蚀眼珠者，外用鸡蛋清作点药，内服甘露饮。

甘露饮：天冬四钱，麦冬四钱，生地三钱，熟地三钱，石斛三钱，枳壳三钱，黄芩三钱，茵陈二钱，甘草二钱，枇杷叶八钱。

【论理释义】

此节眼外伤，也属厥阴经症。但此节眼外伤与上节大不相同。上节的眼外伤没有腐蚀性，所以主方偏重气分；此节的眼外伤，有药性腐蚀，蔓延深广，就必须用凉血、清热、滋腻之药，以控制其发展，且使伤处容易复生。外点鸡蛋清，是取拔毒生肌的作用。

（十一）

头痛如劈，内起雷声或风声，瞳神大小不定，突然昏盲，此急症也，名曰雷头风，方主陈氏息风丸。

陈氏息风丸：赤芍一两，紫草一两，菊花一两，僵蚕一两，玄参一两，川芎七钱，桔梗五钱，细辛五钱，牛黄五分，麝香一分，羚羊角四钱。

研为细末，水为丸，如梧子大，每日服七丸，独活煎汤送下。

【论理释义】

此节症形，是说足厥阴肝经的里热实证。因为厥阴肝经早有痰火风热潜伏而没有发作，自己不知觉，一旦风热上攻，痰随热涌，所以头痛如劈、内起雷声或风声。至于瞳神大小不定、突然瞻视昏盲，也是因为风热太过，扰及风水二轮的关系。此病危害最急，用药要忌辛燥。如果在治疗上延误了时间，也同误服了药物一样，不可治疗了。

（十二）

妇女月经紫黑，血腥逼人；继而经闭，数月不通，风轮起翳，白中带赤，满目血丝红紫，疼痛难睁者，主以血府逐瘀汤。

血府逐瘀汤：当归三钱，生地三钱，桃仁三钱，红花三钱，枳壳二钱，赤芍三钱，柴胡二钱，桔梗二钱，川芎二钱，牛膝三钱，甘草一钱。

【论理释义】

此节症状是说血热成瘀，足厥阴经瘀血在里的症形，所以风轮起翳，白中带赤，满目血丝红紫。而疼痛难睁属于里实，法当攻破。至于肯定是血热成瘀的原因，则由问病员而得的诊断。因为月经紫黑，血腥逼人；继而经闭，数月不通等，就知道她是瘀血在里的来由。

（十三）

眼珠倏忽不定，突然向上，突然向下，或左或右，不能自己控制者，名曰辘轳转关。方主陈氏息风丸，用金箔为衣。

陈氏息风丸： 赤芍一两，紫草一两，菊花一两，僵蚕一两，玄参一两，川芎七钱，桔梗五钱，细辛五钱，牛黄五分，麝香一分，羚羊角四钱。

研为细末，水为丸，如梧子大，金箔为衣。每日服七丸，独活煎汤送下。

【论理释义】

此节症形是属足厥阴里实。肝风妄动，致使眼珠系络，被风牵引，辗转拘挛，所以眼珠倏忽旋转不定，不能自止，必须祛风化痰，加金箔来镇静。

（十四）

两眼轮廓正常，每日有一段时间发现厥阴头痛、眼痛欲裂、气轮变赤者，芍药甘草汤加龟甲石决明治之。

芍药甘草汤加龟甲石决明方：白芍五钱，甘草二钱，制龟甲五钱，石决明五钱。

【论理释义】

此节症形是说足厥阴肝经的里虚阴虚状况。所以每日到了某个时间段，阴不胜阳，肝阳上冲，而发厥阴头痛、眼珠痛胀欲裂，必用芍药甘草汤加味以平肝清热。至于气轮变赤的原因，一则是肝木阳热太过而反克金，再则仍属目病肺统。

【心悟】

笔者根据六经营卫循环交会规律辨证案例。

唐某，男，成人。

1975 年 2 月 17 日初诊：每天晚上 9 时左右，目珠胀痛，心烦，过时则症状自行缓解。

辨证：晚上 9 时左右相当戌时，此时营卫在手厥阴心包交会之际。每天此时目胀心烦，是手厥阴心包的郁热阻扰了营卫的正常交会，故诊断此病为手厥阴心包里热目病。

治法：理气解郁清热。

处方：夏枯草 31g，香附 9g，栀子 9g。

疗效：服此方 3 剂，目胀、心烦全解。

（十五）

风轮上起浮翳，气轮又满布血丝，但无三阳证者，则不拘其浮翳之大小及形状、翳顶的坑陷或不坑陷，均以石决明散加海螵蛸治之。

石决明散加海螵蛸方：石决明一两，草决明一两，赤芍五钱，青葙子五钱，羌活一钱，山栀子五钱，木贼五钱，大黄五钱，荆芥二钱，海螵蛸一两。

研为细末，每服二钱，麦冬四钱煎汤送下。

【**论理释义**】

此节症形是说三阳目病亦多风轮起翳的，但有三阳症状，就应当从三阳着手，加海螵蛸一味即可（此在太阳释义中早已提及，这里就不复述）。此症既无三阳病证，而风轮上起浮翳，气轮血丝满布，即知其没有外邪，完全是肝热上攻而起翳，木旺侮金而气轮起血丝。翳虽有轻有重，有新有久，总之属于肝热，所以不管其翳之大小形状及翳顶的溃陷与否，均以石决明散清之，此病属于里实。

（十六）

风轮中见浑白，气轮布有血丝，既非内障，亦非浮翳，疼痛难睁者，方主甘露饮。

甘露饮：天冬四钱，麦冬四钱，生地三钱，熟地三钱，石斛三钱，枳壳三钱，黄芩三钱，茵陈二钱，甘草二钱，枇杷叶八钱。

【**论理释义**】

此节症形极似上节，而实非上症。根据西医的解剖学来说，中医的风轮表层，西医名为角膜。角膜要分五层，中间一层叫作实质层。本节的病就是在这一层中，西医称为角膜实质炎。但根据中医学又应该如何认病呢？作者认为是属于湿入厥阴，而病员平日又是阴虚内热，致使湿从热化，湿热交蒸，病及风轮中层，木旺侮金而气轮起血丝。至于疼痛难睁，是属于病势正甚的原因，当予以养阴除湿热之法，而用甘露饮。

（十七）

由风轮突见曲线溃损，或如树枝状，或如半环形，蔓延迅速者，以甘露饮加芜荑、芦荟治之。

甘露饮加芜荑芦荟方： 天冬四钱，麦冬四钱，生地三钱，熟地三钱，石斛三钱，枳壳三钱，黄芩三钱，茵陈二钱，甘草二钱，枇杷叶八钱，芜荑三钱，芦荟一钱。

【**论理释义**】

此节病形属于虚中夹实。此节病理与上节大同小异，其所异之处，就是阴虚而兼湿热。湿热交蒸，以致生虫，风轮溃损之处如经虫行且蔓延迅速。若专用养阴除湿之法，就很难奏效，所以需加芜荑、芦荟以杀肝虫。

（十八）

风轮起翳日久，眼中无热象，无痛楚者，主点陈氏家传涩化丹。

陈氏家传涩化丹： 赤石脂十两，炉甘石六两。

以上二味共研极细末。然后用薄荷一两，僵蚕一两，麻黄一两，北辛五钱，蔓荆子一两，紫草七钱，胆草四钱，黄连一两，芦荟一钱，草乌四钱，水煎去渣，以浸赤石脂、炉甘石，绵纸封贮药表面，日晒夜露。干时再加空青石一两，珊瑚三钱，琥珀二钱，上血竭一钱，珍珠五分，研为极细末，每晚取少许点于障上。翳膜厚者，可加硇砂少许，但不能多加。珍珠须用未经穿过孔者，还须塞入白豆腐内，加水煮 2 小时，方能取出合药。

【论理释义】

此节症形是指日久痼疾，在不能治疗中去求治疗法，也多获有疗效的。所以讲明道理，以待使用。须知风轮之翳，无热则不起，而日久之翳不得热则不化。常见一般眼药，多用冰麝，病员点时似觉舒适，但点久了则风轮真阳全消，而翳却坏死不退，所以本方首君赤石脂从温涩来化翳。

【心悟】

老子曰："无名，天地之始；有名，万物之母。故常无，欲以观其妙；常有，欲以观其徼。此两者同出而异名，同谓之玄。玄之又玄，众妙之门。"无名、有名，均是天地万物客观存在的状态。人们应根据客观存在的状态去探索世界的奥妙，世界的千变万化，丰富多彩。陈氏眼科六经辨证不拘病名，旨在患者的征象变化探求病理，依理立法，用药治疗。此种精神反映在老师对西医诊断的病毒性角膜炎的理论认识及治疗验案中。

陈老师曰："病毒性角膜炎的种类繁多，其中单纯疱疹性角膜炎最为常见，危害最大，治疗上亦较困难。根据损害的深浅和形态的不同，分为两大类：①浅表性损害，有点状、树枝状、星状、地图样等。②深层性损害，称盘状角膜炎，可分为非溃疡性（间质性）和溃疡性两种。目前临床上尚无较理想的抗病毒药物，而物理疗法如病变区上皮刮除、冷冻等，化学疗法如碘、乙醚、硝酸银等化学药物腐蚀溃疡面。但这些方法又不是对每个患者都行之有效。近年来，我运用中药观察尚称满意，现报告于后。

1.中医辨证分型

（1）风热型：主症为怕光、流热泪、目赤、头昏痛、舌红、苔黄白或薄黄、脉弦数。

（2）湿热型：主症为怕光、流泪、目赤、纳呆，或口臭、舌红、苔黄白厚腻、脉滑数。

（3）阴虚湿热型：主症为充血色带黄黯，结膜、角膜色泽晦暗，无明显刺激症状，舌红、苔少、脉弦细数。

2.中药治疗

（1）风热型：以平肝清热杀虫为治。代表方：石决明散加杀虫药、蒲公英（药物组成：石决明、草决明、青葙子、赤芍、荆芥、栀子、木贼、麦冬、羌活、大黄、芜荑、百部、鹤虱、蒲公英），无表证者去羌活，大便不结燥者去大黄。

（2）湿热型：以清热、除湿、杀虫为治。代表方：三仁汤加杀虫药、蒲公英（药物组成：杏仁、苡仁、蔻仁、滑石、竹叶、通草、厚朴、法半夏、芜荑、百部、鹤虱、蒲公英）。

（3）阴虚湿热型：以养阴清热除湿杀虫为治。代表方：甘露饮加杀虫药（药物组成：生地、熟地、天冬、麦冬、石斛、茵陈、黄芩、枳壳、枇杷叶、甘草、芜荑、百部、鹤虱）。

（4）后期：本病病程后期疼痛消退，仅遗留瘢痕者，以平肝明目退翳为治。方用石决明散去羌活、大黄，加乌贼骨、蝉蜕。

3．典型病例

案例 1 红某，女，25 岁，住址：茂汶县赤不苏区雅都公社。

1977 年 4 月 13 日初诊：左眼反复红、痛、流泪、畏光、生翳 4 月余，经几所医院治疗，效果不显著，故来院要求中医治疗。

检查：左眼睑痉挛、轻度水肿，用手分开睑裂时，热泪长流；混合性充血（++++），色深红；角膜中央盘状浸润（5mm×4mm 大小），其上有一 2mm×3mm 大小之染色区（溃疡面）；视力数指／眼前。脉数，舌质红，苔薄黄。

西医诊断：左眼盘状角膜炎（溃疡型）。

中医诊断：厥阴外障。

辨证：本病脉数属风热，舌红苔黄属里热，角膜有盘状浸润属虫伤。原因系肝火内炽，风热毒邪外侵，风火热毒相搏，上乘于目，侵犯黑睛所致。

治则：平肝清热，解毒杀虫。

处方：石决明散加减。

药物组成：珍珠母八钱（代替石决明），青葙子六钱，赤芍五钱，木贼五钱，菊花五钱，蒲公英八钱，败酱草一两，芜荑二钱，百部三钱，鹤虱五钱，雷丸五钱，乌贼骨一两，红花三钱。

方义：以珍珠母、青葙子、菊花平肝清热；用蒲公英、败酱草清热解毒；以芜荑、百部、鹤虱、雷丸杀虫；乌贼骨、木贼退翳；红花、赤芍活血化瘀。

共服上方 12 剂，痛苦全部消退，唯遗留溃疡处薄翳，视力由眼前数指达到 0.6。

案例 2 钮某，女，26 岁，住址：金堂淮口帆布厂。

主症：右眼反复红、痛、生翳半年余。身软，脚丫湿烂，纳呆。在市内几所医院采用多种西药治疗，效果不佳，症状愈来愈重，于1977年2月15日来院初诊。

检查：右眼畏光不能睁，用力睁眼时，泪水长流。混合充血（+++）、血丝兼黄。角膜中下份灰白色浸润3mm×4mm大小。

视力：右数指/眼前，舌苔黄腻，脉滑数。

西医诊断：右眼盘状角膜炎（间质型）。

中医诊断：厥阴太阴两经湿热目病。

辨证：本症身软与脚丫湿烂，系属脾湿；白睛混合充血、血丝红中兼黄，系属肺经郁化为热。专据这两种表现，即当认为湿热久留，郁而不去，以致化虫，侵犯黑睛之病。

治则：祛风清热，除湿杀虫，退翳明目。

处方：三仁汤加减。

药物组成：苡仁一两，杏仁五钱，草豆蔻三钱，百部四钱，鹤虱五钱，雷丸四钱，芜荑二钱，乌贼骨一两，木贼五钱，蒲公英八钱，紫草五钱，僵蚕五钱。

方义：方中用苡仁、杏仁、草豆蔻健脾除湿；蒲公英、紫草清热解毒；百部、鹤虱、雷丸杀虫；乌贼骨、木贼明目退翳；僵蚕祛风，以引诸药入肝。

3月3日复诊：服上方12剂，畏光、流泪症状减轻，可以睁眼，精神、食欲均已恢复正常。唯眼红痛，翳膜未退。诊脉细数、舌红、苔薄黄为湿已除，热未去之象。故于原方中去苡仁、杏仁、草豆蔻、紫草；加胆草一钱，珍珠母一两，败酱一两，草决明八钱，生地五钱，栀子三钱以加强平肝清热解毒之用。

3月15日三诊：服上方10剂，眼已基本不痛，翳膜较前缩小、变薄，唯红未退。故于3月3日方中再加桃仁三钱，红花三钱以活血化瘀。

4月1日四诊：共服中药30余剂。炎症全消，仅遗薄翳，视力由眼前数指达到0.5。因改服石决明散去羌活、大黄，加乌贼骨以退遗翳。

案例3 肖某，男，23岁，住址：成都市成平街35号。

1977年8月13日初诊：左眼生翳、红、痛、畏光、流泪一月余。眼痛甚时，伴左侧头痛、关节酸痛、身强、大便溏泄数年。曾在某医院服清热解毒药无效，脉平，舌苔白腻、微黄。

检查：左眼混合性充血（++）、血丝淡红，角膜正中偏下有灰白色树枝状浸润，荧光素着色，溃疡深达实质层，其周围角膜水肿。视力0.02。

西医诊断：左眼树枝状角膜溃疡。

中医诊断：厥阴肝经湿热。

辨证：左眼畏光、流泪为肝热之象。血丝淡红为热伤气分之征。翳膜灰白、关节酸痛、身强、大便溏泄、舌苔白腻等又为中湿的病型。湿热交蒸，以致生虫；虫蚀黑睛，所以溃烂迅速。

治法：清热除湿，解毒杀虫。

处方：三仁汤加味。

药物组成：苡仁一两，杏仁五钱，草豆蔻三钱，厚朴四钱，法半夏四钱，滑石六钱，通草三钱，竹叶三钱，鹤虱五钱，百部三钱，芜荑二钱，蒲公英八钱。

1977年9月10日复诊：服上方20剂，诸症均消，唯遗留薄翳一层。视力由0.02恢复至0.8。于上方中再加乌贼骨一两以退翳明目，茵陈三钱以加强除湿之用，铲其病根，杜其复发。

案例 4 刘某，男，55 岁，住址：江油长城钢厂。

1974 年 12 月 17 日入院。主症：左眼红痛不适两月余。两月前左眼红痛、畏光、流泪，曾于本厂职工医院检查，点考的松、内服维生素之类药物，未见好转。于 11 月初来成都某医院治疗，曾用 VAD 丸、VB_1、VB_2、点眼药及全身注射庆大霉素等。左眼仍畏光、流泪、视物模糊，故来我院要求服中药治疗。

检查：左眼视力数指 /2 尺，眼结膜混合充血，角膜正中树枝状溃疡。该病员入院以来一直口干，夜咳甚，干咳无痰。舌上少苔，脉弦细数。

西医诊断：左眼树枝状角膜溃疡。

中医诊断：厥阴外障。

辨证：患者畏光、流泪为肝热之象；口干、夜咳无痰、少苔、脉细数均为阴虚之症。虚火上炎，侵犯黑睛，酿成溃疡。

治则：养阴清热解毒。

处方：甘露饮加蒲公英。

药物组成：生地四钱，熟地四钱，麦冬四钱，天冬四钱，石斛三钱，茵陈三钱，黄芩三钱，枳壳三钱，枇杷叶八钱，甘草二钱，蒲公英一两。

方义：方中以二冬、二地、石斛、甘草养阴清热；茵陈、黄芩清热除湿，枳壳、枇杷叶降逆利气，取补而不滞之意。加蒲公英以清热解毒。

一周后，诸症明显减轻，左眼视力增至 0.07。继续用上方，1 月 8 日左眼痊愈出院。视力 2 尺数指增至 0.5，共服中药 19 剂。

（十九）

能远视而怯近视，或能近视而怯远视，均以驻景丸加减方再配青皮、秦皮治之。

驻景丸加减再配青皮秦皮方：楮实子八钱，菟丝子八钱，木瓜三钱，茺蔚子六钱，紫河车三钱，寒水石三钱，青皮四钱，秦皮四钱，五味子二钱。

本方是水煎剂，如欲为丸，则当加重数倍。阴虚有热者，去紫河车，加枸杞子。

【论理释义】

此节症形属于里虚。根据《审视瑶函》来说，所谓能远怯近，为阴精不足，阳光有余，治疗之法，止在心肾；能近视而怯远视的，为阳不足而阴有余，治在肾胆。又根据解剖学来看，眼中水晶体的周围都被悬韧带系着。此种悬韧带收缩，则水晶体受牵引而更加扁平，视焦点就落在视网膜后面，就是看远；如果悬韧带松弛，则水晶体突度增加，视交点就落在视网膜前，就是看近。这两种说法，依我看来，不管是阴不足或阳不足，都是悬韧带为主要所在，近视眼与远视眼都应用异病同治之法。追究病理，终属于悬韧带的气机不利，属于悬韧带的调节失灵。悬韧带之所以气机不利，调节失灵，是由于厥阴肝气不舒的原因。西医学的悬韧带属于中医学的风轮周围，应以补肾调肝法治之。

【心悟】

将近视、远视的病理与西医的屈光调节原理相结合，比传统中医眼科理论说理更明白。尤其是将近视、远视的主要病理归结为足厥阴肝经的病变，使学者联想到与屈光调节有关的晶状体的弹性、睫状肌、瞳孔开大肌、瞳孔括约肌，以及眼外肌的屈伸功能都可以归结到"肝主筋，其气为柔"的中医基础理论上来分析。筋的柔韧功能需要阴血濡养，阳气温煦，湿甚则痿软，燥甚则劲急，受寒则拘挛，受热则肿胀。由是可知，近视、远视的病理是复杂的，亦是有迹可循的，治法方药也应是丰富多彩的。

（二十）

上胞下垂，或斜视，或面瘫，病程不久者，均以《审视瑶函》正容汤加味治之。

正容汤加味方：羌活二钱，白附子四钱，防风三钱，秦艽三钱，胆星一钱，白僵蚕四钱，制半夏四钱，木瓜三钱，赤芍四钱，甘草二钱，黄松节（即茯神心木）八钱。

【**论理释义**】

此节症形是属厥阴、阳明两经的里实证。因为风伤阳明经络，致使眼胞上面的经络麻痹，不能提举眼胞，所以上胞下垂；风伤附着眼球的眼肌，致使经脉拘挛，因而斜视；风伤面部经络，而使经络麻痹，所以面瘫。以上三种，虽然属于阳明经络，但总不离于风，所以仍归入厥阴，以正容汤的祛风法治之。

附1：老师治疗眼肌麻痹的验案三则

验案1 黄某，男，40岁，住址：胜利口中药店。

1976年1月6日初诊：素有高血压。一月前大便时用力，突然右眼痛如锥刺，伴呕吐、畏寒。持续数小时后，右眼上睑下垂，眼珠不能转动，并向外侧偏斜、视物模糊。先后在市内三所医院诊断，最后诊断为"高血压""动脉瘤出血"。嘱绝对卧床休息，采用西药治疗近1个月，眼肌麻痹无好转，故来我处要求服中药治疗。

西医检查：视力右眼光感，左眼1.5。右眼上睑下垂，睑裂2mm；眼球外斜，不能向上、下、内转动；瞳孔散大5mm（直径），对光反射迟钝。眼底动脉变细，曲度加大，动静脉交叉移位及压迹，乳头无改变。血压190/110mmHg，胆固醇200mg。脑超声波检查示中线波无移位。心电图示左心室肥厚伴劳损。

舌、脉均无特殊改变。

中医诊断：风痰壅滞经络。

治则：祛风化痰，舒经活络。

处方：正容汤加减。

药物组成：炒白附子三钱，胆星一钱，木瓜三钱，赤芍五钱，钩藤五钱，防风五钱，僵蚕四钱，全虫二个，松节一两，法半夏四钱。

方义：以白附子为主药，祛头面之游风；用钩藤、防风、僵蚕、全虫以加强白附子之祛风药力；用胆星、法半夏祛风豁痰；以木瓜、松节舒筋；赤芍活血清血。诸药共同发挥祛风化痰，舒筋活络之效。

服上方6剂后，上睑下垂开始好转。照上方再加丹参八钱，以加强赤芍之活血作用；加升麻二钱，以载诸药上行，加强升提上睑之力。又服6剂，上睑下垂明显好转，眼球也开始能转动。继续服上方两月，眼肌功能全部恢复，视力增至0.7。一年后随访：视力右眼1.0，左眼1.5；双眼活动自如，无复视症状；瞳孔双侧等大。

验案2 刘某，女，25岁，住址：风动工具厂财务科。已入住某院治疗。1975年6月7日来我科会诊。

主诉：左眼疼痛13天，视力下降7天。于1975年5月8日感头昏，不想吃饭，当天夜里3点钟左眼胀痛，伴同侧偏头痛，痛甚时恶心、呕吐。5月14日症状加重，出现复视。

西医检查：视力戴眼镜右0.7，左0.8。左眼上睑下垂，睑裂3mm，眼球轻度前突。突眼计检查示右眼14.5mm，左眼15.5mm，眶距95mm，瞳孔散大约5mm直径，对光反射减弱，眼球向各方转动受限。眼底示左眼视神经乳头色红，生理凹陷不明显，静脉充盈；黄斑区无病理变化；右眼正常。鼻咽部检查已排除肿瘤。眼眶、视神经孔、蝶鞍摄片无异常发现。超声波检查示中线波无移位。血象示白细胞总数 10.8×10^9/L。

西医诊断：①左眼眶尖综合征；②双眼屈光不正（－）。

中医诊断：风痰阻闭经络。

治则：祛风化痰，舒经活络。

处方：正容汤加减。

药物组成：炒白附子三钱，胆星二钱，松节一两，赤芍五钱，钩藤一两，木瓜三钱，五味二钱，僵蚕三钱，全虫二个，升麻二钱，藿香二钱，草豆蔻二钱，葛根一两，石膏五钱。

方义：用白附子祛阳明之风邪，配钩藤、僵蚕、全虫加强祛风之力；用胆星、法半夏祛风豁痰；用木瓜、松节舒筋，赤芍活血清血；藿香、草豆蔻温胃行气止呕，葛根、石膏清阳明之热；升麻载诸药上行，兼升提上睑；五味子收缩瞳孔，共同起到祛风化痰、舒筋活络之效。

自服中药后，头痛逐步减轻，眼肌功能逐步开始恢复，视力逐步好转，至6月中旬眼能睁开。

7月中旬检查：戴眼镜视力双眼1.2，眼睑已不下垂，瞳孔4mm，对光有弱反射，眼球正位，上下还有复视，眼底正常，共服药120余剂。今年6月10日随访：戴眼镜双眼视力1.5，双眼睑裂等大，左眼上下转动时，力量稍差，有轻度复视，瞳孔约大于右眼，对光反射恢复，眼底正常，眼球尚有轻度胀痛感，头痛仅偶尔出现。由于经常出差，近来未坚持服药。

验案3 彭某，男，31岁，住址：红卫森工局。

自诉：于1976年9月29日伐木时，头部被一整筒木材打伤，意识完全丧失约20分钟，耳、鼻流血，呕吐，头面肿胀、青紫。经抢救治疗后，神志逐步清醒，头面肿消。但左眼不能睁、眼仁不能转动，口角明显向右侧歪斜，左耳失听。

1976年11月10日初诊：检查左上睑全下垂，眼球不能向外、上、下转动，屈光间质正常，眼底正常。左面部知觉丧失，口角明显歪向右侧，左侧面部表情消失。左外耳道有干血痂，除去血痂后，外耳道上壁充血、肿胀，鼓膜挤向前，有一水平线状瘢痕，下份有渗出点，音叉测验左耳气导、骨导全消失。头痛甚，反应迟钝，对答缓慢。脉沉细，舌苔白。

西医诊断：颅底骨折，第三、四、六、八颅神经受损伤。

中医诊断：瘀血凝滞，清窍受阻。

治则：活血通窍。

处方：通窍活血汤（注：本方因缺麝香，改用血府逐瘀汤代替）。

药物组成：当归四钱，生地四钱，桃仁四钱，红花三钱，赤芍五钱，枳壳四钱，柴胡四钱，川芎四钱，桔梗二钱，牛膝四钱，甘草一钱。

方义：用桃仁、红花、川芎、赤芍、牛膝活血祛瘀；当归、生地养血活血，使瘀去而血不伤；柴胡、枳壳、桔梗疏肝理气，使气行而血自行。

1976年12月27日复诊：服上方20剂，头痛明显减轻，余症亦减，但嫌疗效还不显著，改用祛风通窍之法。

处方：胆星一钱，石膏五钱，炒白附子三钱（先熬），松节一两，木瓜三钱，伸筋草八钱，珍珠母八钱，赤芍五钱，防风五钱，钩藤三钱，僵蚕四钱，枸杞五钱。

方义：用血府逐瘀汤后，头痛明显减轻而余症无明显好转，是瘀血已除而风邪犹在，故改用本方祛风活络，以求清窍自开。方中用松节、伸筋草以通络而散结气，珍珠母、胆星、防风、钩藤、僵蚕以平肝息风，白附子以祛头面游风。恐其过燥，故加石膏以制之；克伐恐过，故加赤芍以和之，枸杞以补之。

1977年3月21日三诊：服上方30余剂，以上诸症明显好转，拟上方再加升麻一钱，以加强升提上睑之力。

1977年8月30日复查：除左眼外展受限、左耳失听外，其余症状全部恢复正常。共服中药百余剂。

按：以上3例，虽然西医的诊断各异，但中医的病理相同，采用同一治法，取得比较好的疗效。可见中医的辨证重在病理。

附2：老师治疗视神经萎缩验案一则

毛某，女，28岁，住址：仁寿县钟祥区中学。

1975年1月29日初诊：主诉双眼视力减退10月余。于1974年2月初突然感觉眼卡涩，继后则视物不清，无红肿，眼珠有时发胀，有时头昏如蒙，每天于头部两侧及两眼外眦不定时发生灼痛 2 次，每次发作都是一瞬即过，怕冷风。腰腿酸痛，提不起气，食量大减，嗳气，胃脘部痞满，涎痰口水特多，面容憔悴，精神萎靡，思睡，多噩梦，性情急躁。经中西药治疗将近一年，一般无效，只是服了大量人参精后，感觉提得起气了，身体也胖了，但双眼视力继续下降。

发病初，曾在某医院诊断为"球后视神经炎"。1975 年 1 月 24 日在某院复查：双眼视神经乳头呈灰白色，边界清楚，动脉显著变细，黄斑中心凹光反射消失，视力双眼均为 0.03。诊断为"继发性视神经萎缩"，采用新针治疗，视力由 0.03 上升到 0.08，但继续坚持针灸 1 个月，视力再无增长。故于 1975 年 2 月 25 日开始服中药。

中医诊断：风邪滞留三阳，内犯三阴的内障目病。

中医辨证：风邪滞留太阳，故有怕风、腰腿酸痛；风邪滞留阳明，则胃脘痞满、食量大减、涎痰口水特多；风邪滞留少阳，则头部两侧及两眼外眦灼痛；风邪滞留三阳，致三阳之气不能宣达，正气不能上升于头，发生眼胀、头昏、头痛。风邪滞留三阳不解而内犯三阴，闭塞目中玄府以致视物不清。

治法：疏解三阳经风邪，开目中玄府，使三阴受干之邪仍从三阳外达。

处方：柴葛解肌汤。

药物组成：柴胡四钱，粉葛五钱，白芷四钱，桔梗二钱，黄芩四钱，生石膏五钱，白芍四钱，羌活二钱，甘草二钱。

效果：连续服药 10 剂，双眼视力由 0.08 上升到 0.4。继续服到 4 月，双眼视力恢复到 0.8；服到 5 月，双眼视力均恢复到 1.5。

前后共服中药 40 余剂。

1975 年 5 月 12 日因头痛尚未痊愈，来我科复诊。

处方：1 月 29 日方中去甘草；加松节一两，炒白附子三钱（另包先煎），胆南星一钱，草豆蔻三钱。

1975 年 9 月 5 日来信称视力稳定，但头仍有轻微疼痛。

处方：松节一两，炒白附子三钱（另包先煎），胆南星一钱，柴胡四钱，葛根五钱，白芍五钱，当归四钱，川芎四钱，生地四钱，木瓜三钱。

1975 年 11 月 4 日，病员函告，诸症悉愈。

1976 年 3 月 9 日随访：双眼远近视力均为 1.5，双眼视神经乳头色淡；左眼较右眼更淡，颞侧苍白，边界清楚，网膜动脉普遍变细，与静脉之比约为 1：2，左眼黄斑颞下方有一 3mm 大小之陈旧病灶；双眼黄斑中心凹光反射较正常者稍弱，黄斑区反光稍增强。视野：双眼周围视野基本正常；平面视野，双眼尚有 3 ～ 5 度旁中心比较暗点。

按：西医诊断的视神经萎缩，大体相当于中医眼科病名中的青盲症。古人多从肝脾肾虚去辨证论治。我科医师平常用平补肝肾的驻景丸加减方，也治愈了不少视神经萎缩病员。此次不拘病名，用六经辨证法细心收集病员的症状，从六经的表现上对疾病加以分析归纳，抓住了导致视神经萎缩的病因病机，结果以普通的柴葛解肌汤施治，使患病一年的视神经萎缩病员在不到 3 个月的短时间内，仅服药 40 余剂，双眼视力由 0.08 恢复到 1.5，获得满意的疗效。由是可见，六经辨证法从中医眼科的理论到临床实践，都体现了眼睛疾病与五脏六腑、四肢百骸有密切联系这样一个整体观。较古代中医眼科的分症命名法，更便于指导我们临床工作者去灵活而准确地分析病因病机，有效地治疗疾病，为广大群众服务。

眼科选药便览篇

眼科用药，与内科相同。中医治病重在辨明病理去处方，原非分别科目来用药，所以许多药物虽未列于眼科，而眼科则经常使用。现将常用药物略举功能，分成宣、通、补、泻、轻、重、滑、涩、燥、湿十类罗列于下，以供参考。

一、宣剂类

宣剂，宣可去壅。

天麻： 味辛，性平，无毒。眩晕，头痛，肝虚不足者宜。如血虚头痛，不可使用，即使用也当配以血分药。

秦艽： 味苦、辛，性平，无毒。疗酒疸、黄疸，解酒毒，去头风，利小便宜用。如下部虚寒，小便不禁者，不可使用。

柴胡： 味苦，性平，一云微寒无毒。主治伤寒邪热，目赤，口苦，耳聋，以及痰热结实、头痛眩晕。但阴虚火旺者，不可使用。

防风： 味甘、辛，性微温，无毒。主治大风、头眩痛，目盲无所见，风行周身，骨节疼痛，风赤眼；止冷泪，散头目中滞气。头痛不因风寒者，不可使用。

桔梗： 味苦，性微温，有小毒。主治目赤肿痛，清利头目，利咽喉，清肺气。如气逆上升，不得下降者，不可使用。

独活：味辛、苦，性温，无毒。主治入少阴气分以理伏风，治头痛、头晕、目眩，搜风祛湿。

羌活：味辛、苦，性温，无毒。主治太阳经头痛，目赤，头旋，理游风，泻肝气，搜肝风。血虚头痛者，不可使用。

细辛：味辛，性温，无毒，反藜芦。主治少阴头痛，诸风通用之。作者常用来散寒，开窍。唯气虚有汗、血虚头痛、阴虚咳嗽者，不可使用。

川芎：味辛，性温，无毒。主治目泪出，头脑痛，搜肝风，补肝血，润肝燥，益肝虚。

藁本：味辛，性温，无毒。主治太阳头痛，顶颠痛，大寒犯脑，痛连齿颊。如温病头痛、血虚头痛者，不可使用。

白芷：味辛，性温，无毒。主治头眩，目痒，泪出，目赤胬肉。如系阴虚火炽，病由血热所致者，均应忌用。

白豆蔻：味辛，性大温，无毒。能去白睛翳膜。有热者，忌用。

郁金：味辛、苦，性寒，无毒。为行气、解郁、凉血、破瘀之品，作者常用作眼珠内的散血药。

荆芥：味辛，性温，无毒。反驴肉、无鳞鱼。主治目中黑花，头痛头旋，目晕。如系阴虚头痛者，不可使用。

薄荷：味辛、苦，性温，无毒。散风热，利耳目、咽喉、口齿诸病。虚人，不宜多服。

菊花：味苦、甘，性平。主治诸风，头眩，肿痛，目欲脱，泪出；养目血，去翳膜。

冬花：味辛、甘，无毒。润肺泻热，清肝明目及治中风等疾，不拘寒热虚实都可使用。

常山：味辛、苦，性寒，有毒，为吐痰、截疟、行水药物。真气虚者，则不可服。

钩藤：味甘，性微寒，无毒。主治头旋目眩，除心热，平肝风。

辛夷：味辛，性温，无毒。主治面肿引齿痛，头旋，鼻渊；利九窍，下气明目。气虚火旺者，不可使用。

乳香：味苦、辛，性微温，无毒；入心、脾、肝三经。为活血伸筋药物。

没药：味苦、辛，性平，无毒。主治目中翳，肤赤；散血消肿，定痛，生肌。目赤肤翳非由血热者，不可使用。

海桐皮：味苦、辛，性平，无毒。水浸洗目，除肤赤，为祛风逐湿药物。

芜荑：味辛，性平，无毒；入脾、胃二经。为散风、除湿、消积、杀虫药物，兼泻剂。

蔓荆子：味苦、辛，性微寒，无毒。主治太阳头痛，目泪出，赤眼，睛内痛。

密蒙花：味甘，性平、微寒，无毒。消目中赤脉，赤肿肤翳，羞明，泪多。

葱头：味辛，性温，无毒。主明目。

白芥子：味辛，性温，无毒。主治胸膈冷，上气，面目黄赤；利气，豁痰，消肿，止痛。肺经有热，阴虚火旺生痰者，不可使服。

五灵脂：即寒号虫粪。味甘，性温，无毒。主治血积，血痹，血眼，血痢，一切血病。血虚无瘀滞者，不可使用。

虎睛：味辛，性微温。明目，去翳。（注：目前因虎为保护动物，禁止使用。）

麝香：味辛，性温，无毒。主治目中肤翳，通行十二经，开关利窍。凡病员属于虚者，不可使用。

白犬乳汁：味甘，性平。乳汁注目中，主治十年青盲。

蛇蜕：味咸甘，性平，有小毒；入肝经。为走窜药物。明目，去翳。肝虚者，不可使用。

海螵蛸：即乌贼骨。味咸，性微温，无毒。主治目翳流泪。

白僵蚕：味咸、辛，性平，无毒。为祛风化痰药物。病非由外邪客入者，均忌用。

全蝎：味甘、咸，性平，有毒；入肝经。为祛风逐邪药物。主治口眼喎斜，中风半身不遂。

百部：味苦，性微寒，无毒。主治疳积，肺热；润肺，入肺经，为杀虫药物。

藿香：性微温，味辛，无毒。主治风水毒肿，去恶气，止霍乱吐泻、心腹绞痛，为清上治中药物。

紫苏：味辛，性温，无毒；入心、肺、胃三经。为发表散寒之品。治心腹胀满，止霍乱转筋。忌鲤鱼。

鹤虱：性平，味苦，有小毒。杀诸虫，能敷恶疮。

冰片：味辛、苦，性微寒，无毒。为散火通窍药物。主治目赤，肤翳，惊痫痰迷，鼻息，喉痹，痘陷，三虫，五痔。不可常用。

皂刺：味辛、咸，性温，无毒；入肺、大肠二经。为通窍搜风药物。杀虫，溃散痈疽。

陈皮：味苦、辛，性温，无毒；入肺、肝、脾、胃四经。主宣通疏利药物，主调中快膈，导滞消痰，利水止呕。

蔻壳：味辛，性温。能去白睛翳膜。

蚕蜕：即蚕蛋纸已出蚕者。味咸，性温，有小毒；入肾经，兼入脾经。主治胞睑风。

淡豆豉：味苦，性寒，无毒；入肺、胃二经。为解表除烦药物。

枇杷叶：味苦，性平，无毒；入肺、胃二经。为下气药物，能清热，解暑毒。

麦芽：味甘，性微温；入脾、胃二经。为健脾化积药物。

谷芽：味苦，性温；入脾、胃二经。为健脾开胃，和中消积药物。

神曲：味甘，性温；入脾、胃二经。为消导药物。

粳米：性平，味甘，无毒。能平胃气，长肌肉，温中止痢，益气除烦。

松节：性温，味甘、苦，无毒。主治百节风，骨节痛。配酒服，治脚软。

木香：味辛苦，性温，无毒；入三焦经。为行气药物。主邪气，辟毒疫，膀胱冷痛，呕逆反胃。

川椒：味辛，性温，无毒。散寒，除湿，解郁结，通三焦，杀蛔虫，止泄泻。

砂仁：味辛，性温，无毒。主治脾胃气结滞不散，温暖肝肾，噎气，转筋。

莱菔子：味辛、甘，性平，无毒。为行气消痰药物。主下气，除胀。

酒：味苦、甘、辛，性热，有毒。主行药势，通血脉，杀百邪恶毒气。

贝母：味辛、苦，性平，无毒；入心、肺二经。为散结泄热，润肺清火药物。

生姜：味辛，性微温，无毒。主除风邪寒热，伤寒头痛，鼻塞咳逆上气，止呕吐，去痰下气。

炮姜：味辛，性温，无毒。除胃冷，理中气。

煨姜：味辛，性温，无毒。但发散性较缓，即生姜用火煨过。

甲珠：味咸，性微寒，有毒。止痛排脓，下乳消肿，性专行散，中病即止服。

二、通剂类

通剂，通可去滞。

通草：味甘、淡，性平，无毒。明目，退热，鼻塞失音。

白鲜皮：味苦、咸，性寒，无毒。主天行时疾，头痛眼疼。下部虚寒人，不可使用。

石菖蒲：味辛，性温，无毒。补五脏，通九窍，明目，出音。

茵陈：味苦，性微寒，无毒。主风眼疼。

茺蔚子：味辛、苦，性寒，无毒；入肝及心包二经。为祛瘀生新药物。

红花：味辛、甘，性温，无毒；入肝经。为行血药物。

地肤子：味苦，性寒，无毒；入肾、膀胱二经，为利水滋阴药物。

瞿麦：味苦、辛，性寒，无毒。明目，去翳，利水破血。虚人，不可使用。

车前子：味甘、咸，性寒，无毒。主脑痛泪出，明目，疗赤痛。

刺蒺藜：味苦、辛，性温，无毒。明目，为平散肝风药物。

琥珀：味甘，性平，无毒。壮心，明目，磨翳，为行水散瘀安神药物。阴虚人小便不利，不可用以强利之。

泽泻：味甘、咸，性寒，无毒。逐膀胱停水，治五淋，利膀胱热，宣通水道，通小肠，止遗溺。

茯苓：味甘，性平，无毒。伐肾邪，利小便，安心神，益肌，厚肠。

木通：味甘、辛，性平，无毒；入心、肾、膀胱、小肠四经。为通利药物。

萆薢：味苦，性平，无毒；入肝、胃、肾三经。为祛风湿、理下焦药物。治白浊，茎中痛，膀胱宿水。

豆卷：味甘，性平，无毒；入胃经。为除陈祛积药物。治湿痹、筋挛，膝痛。

泽兰：味苦、甘，性微温，无毒；入肝脾二经。为行血消水药物。治鼻血，吐血，头风目痛。

香薷：味辛，性微温，无毒；入心、脾、胃三经。为清暑利湿药物。

防己：味辛、苦，性寒，无毒；入膀胱经。为祛风行水药物。

胆南星：味苦，性大寒，为祛风豁痰药物。治风热，定惊痫。

苡仁：味甘、淡，微寒，无毒；入肺、肝、脾、胃、大肠五经。为除湿行水药物。利肠胃。

三、补剂类

补剂，补可去弱。

人参：味甘、微苦，性微凉，热用则温，无毒。主补五脏，安精神，定魂魄，明目，开心，益智。有外寒者，忌用。

玉竹：味甘，性平，无毒。主治目痛，眦烂，泪出。

金毛狗脊：味苦、甘，性微温，无毒。主目暗，坚脊，利俯仰。

远志：味甘，性温，无毒。聪耳目，益智慧。心经有实火者，忌用。

当归：味甘、辛、苦，性温，无毒；入心、肝、脾三经。为养血润燥药物。

生地：味甘、苦，性寒，无毒。为滋阴凉血药物。益气力，利耳目。

熟地：味甘、微苦，性微温，无毒，为滋阴养血药物。填骨髓，利耳目。

楮实子：味甘，性寒，无毒。主阴痿，壮筋骨，助阳气，补虚劳，暖腰膝，益颜色，充肌肤，明目。

沙苑蒺藜：味甘，性温，无毒。为平补药物。长肌肉，明目，轻身。

菟丝子：味甘，性平，无毒。为补助三阴药物。久服明目。

柏子仁：味辛、甘，性平，无毒。益气，除风湿，聪耳，明目。

山茱萸：味辛、酸，性温，无毒。强阴益精，久服明目。阴虚血热者，宜与黄柏同用。

女贞子：味苦，性寒，无毒。强阴明目，健腰膝，变白发。但使用时，须加温脾阳药，否则阴甚而目反昏。

枸杞子：味甘、苦，性平，无毒。为滋益药物。明目，补精气

小麦：味甘，性平，无毒。止烦渴，咽燥，酒疸目黄。

山药：味甘，性平，无毒。主头风，目眩，止腰痛，除烦热。

百合：味甘，性平，无毒。为清凉退热药物。补中，益气，止涕泪。中寒者，忌服。

莲子：味甘、涩，性平，无毒。为滋养后天元气药物。气胀者，不可使用。

人乳：味甘、咸，性平，无毒。治目赤痛多泪，和麻雀屎去目中翳肉。

秋石：味咸，性温，无毒。为滋阴降火药物。除鼓胀，明目清心。

紫河车：味甘、咸，性温，无毒。治一切虚损劳极。凡精虚阴涸，水不胜火，吐血，骨蒸盗汗等症均应忌用。

鹿茸：味甘、咸，性温，无毒。治一切虚损，耳聋，目暗，眩晕。

羊肝：味苦、甘、性热，无毒。主补肝，治肝风虚热，目赤暗无所见。

青螺：味甘、咸，性平，无毒。产自青海，体小肉绿。明目，补肝补肾，治一切虚损。

阿胶：味甘，性平，无毒。清肝养肝，滋肾益气，和血补阴，化痰定喘，除风润燥。

龟甲：味甘、咸，性平，无毒。专治阴虚血弱，肾家正药。虚而无热者，不可使用。

蜂蜜：味甘，性平，无毒。和百药，明耳目。如泄泻中满者，不可使用。

麦冬：味甘，性微寒，无毒。治虚劳客热，口干燥渴，肺痿吐脓，热毒，身黑目黄。补心清肺，保神脉气。

血竭： 味微咸、甘。主一切恶疮。

蒇蕤仁： 味甘，性平，无毒。主目痛，眦烂，泪出。

龟胶： 味甘、咸，性平，无毒。为益阴滋血药物。

黄芪： 味甘，性微温，无毒。为实表、助气、泻火药物。

丹参： 味苦，性微寒；入心、肝、肾三经。为祛瘀生新药物。

旱莲草： 味甘、酸，性平，无毒；入肝、肾、胃、大、小肠五经。善止血，能补肾。

猪肝： 味酸，性温。补肝，兼治脚气。

猪脊髓： 味甘、咸，性寒。主仆损恶疮，通督脉。

白术： 味甘，性温，无毒；入脾、胃二经。为安土除痹药物。主风寒湿痹死肌，痉，疸，止汗，除热，消食。

酸枣仁： 性平，味甘，无毒；入心、肝、脾三经。为补益药物。主心烦不得眠，脾上下痛，虚汗，益肝气，坚筋骨。

大枣： 味甘，性温、平，无毒；入心、脾二经。为补中益气药物。主安中，养脾气，平胃气，通九窍。

龙眼肉： 味甘，性平，无毒；入心、脾二经。为滋益药物。主补血气，养肌肉，益虚气，除健忘，治怔忡。

鳖甲： 味咸，性平，无毒；入肝经，兼入肺、脾二经。为益阴除热散结药物。主心腹癥瘕坚积寒热。疗温疟血瘕腰痛，小儿胁下坚。

鳖血： 味咸，性平，无毒，入肝经血分。用于炒柴胡，能引柴胡直入肝经。

桑螵蛸： 味咸、甘，性平，无毒；入肝、命门、膀胱三经。为固肾益精药物。主伤中，疝瘕，阴痿，益精生子，女子血闭腰痛，通五淋。

鸡蛋清：味甘、微咸，性平，无毒。涂汤火伤良。

鸡子黄：味甘，性平，无毒；入心经。为滋益药物。能补离中真阴。

白扁豆：味甘，性微温，无毒；入脾经兼入胃经。为专治中宫、除湿消暑药物。主和中，下气，补五脏，主呕逆。

鸡内金：味甘，性平，无毒；入肝、脾、大肠、膀胱四经。为除热止烦药物。善消积。

地骨皮：味苦，性大寒，无毒；入肾、三焦二经。为清血热，助正气药物。解骨蒸肌热，泻肾火，降肺中伏火，去胞中火。

杜仲：味辛、甘，性温，无毒；入肝、肾二经。为助益腰膝药物。主腰膝酸痛，补中，益转气，坚筋骨，强志，除阴下痒湿。小便余沥。

骨碎补：味苦，性温，无毒；入肾经，为补益药物。主破血，止血，补折伤。治耳鸣，及肾虚久泻。

续断：味苦，性微温，无毒；入肝、肾二经，为专益筋骨药物。主伤中，补不足，续筋骨，破癥结瘀血。

巴戟：味辛、甘，性微温，无毒；入肾经，为强阴益精药物。主大风邪气，阴痿不起。强筋骨，安五脏，补中，增智，益气。

淫羊藿：味辛、甘，性温，无毒；入命门经，兼入肝经，通入胃、大肠、三焦三经。为助阳益精药物。主阴痿绝伤，茎中痛。利小便，益气力，强志。

石斛：味甘，性平；入胃、肾、心、脾四经。为除热益阴药物。

天冬：味甘、苦，性平，无毒；入肺、肾二经。为除虚热，润燥痰药物。

甘草：味甘，性平；入十二经。为调和药物。

牛膝：味苦、酸，性平，无毒；入肝、肾二经。为走而能补药。

四、泻剂类

泻剂，泻可去闭。

茨菇：又名荸荠、茈荠、乌芋。味甘，微寒滑，无毒。下丹石，消风毒，除胸中实热气，可作粉食，明耳目，消黄疸。

葶苈子：味辛、苦，性大寒，无毒；入肺、大肠、膀胱三经。为下气利水药物。但不可过剂，中病即止。

大黄：味大苦，性大寒，无毒。为大泻血分实热，尽下有形积滞药物。妊娠产后都不可使用。

玄参：味苦、咸，性微寒，无毒。反藜芦。治热风头痛，补肾气，明目，肾病主药，散无根浮游之火。血少目昏者，不可使用。

三七：味甘、微苦，性温，无毒。为散瘀定痛药物。主目赤，其功用与血竭略同。

黄连：味苦，性寒，无毒。为火除湿药物。主热目病，眦伤，泪出。如系血少气虚、脾胃虚寒、阴虚内热者，不可使用。

胡黄连：味苦，性寒，无毒。禁忌与黄连同。为清热除湿药物。主补肝胆明目。

黄芩：味苦，性寒，无毒；入心、肺、胆、大肠、小肠五经。为除湿清火药物。

苦参：味苦，性寒，无毒。反藜芦。为燥湿胜热药物。如肝肾虚而无大热者，不可使用。

龙胆草：味苦涩，性大寒，无毒。为涤火邪、除湿热药物。补肝胆气，去目中黄。脾胃两虚者，不可使用。

白薇：味苦咸，性平，无毒；入胃经。为去虚火，除风热、血热药物。

青蒿：味苦，性寒，无毒。主明目，开胃。

夏枯草：味苦、辛，性寒，无毒；入肝、胆二经。为散结解热药物。

旋覆花：味咸，性温，无毒。去头目风，目眵，下气消痰。

青葙子：味苦，性微寒。为泻肝明目药物。肝虚者，不可使用。

牛蒡子：味苦，性平，无毒。为散风除热解毒药物。主明目，除风伤。

决明子：味甘、苦、咸，性微寒，无毒。为泻肝明目药物。

芦荟：味苦，性大寒，无毒。主祛热杀虫，凉肝，明目。

厚朴：味苦、辛，性温，无毒；入脾、胃二经。为下实散满药物。

槐角子：味苦，性平，无毒。为凉血祛热药物。明目，除热泪，风眩欲倒。

桑叶：味甘、辛，性寒，无毒。主劳热，咳嗽，明目。

山栀子：味苦，性寒，无毒。治目赤热痛。脾胃虚弱者，不可使用。

竹茹：味辛、甘，性平，无毒；入心、胃二经。为涤热药物。胃寒者，不可使用。

天竺黄：味甘，性寒，无毒。主小儿惊风天吊，镇心明目，祛诸风热。

绿豆皮：味甘，性寒，无毒。反榧子壳。主解热毒，退目翳。

桃仁：味苦、甘，性平，无毒。为破血润燥药物。

海浮石：味甘、咸，性平，无毒。为清痰软坚药物。

青盐：味咸，性寒，无毒。主明目，目痛，益气，坚肌骨，去毒蛊，治目中瘀赤。

寒水石：味咸，性寒，无毒；入肾经。为走血除热药物。止牙疼，坚齿明目。凡阴虚火旺，咳嗽吐血，脾胃作泄者，均应忌用。

夜明砂：味辛，性寒，无毒；入肝经。为散血明目药物。

犀角：味苦、酸、咸，性寒，无毒。为清热凉血解毒药物。祛风，利痰，定惊，明目，消胎气。孕妇忌服。

羚羊角：味苦、咸，性寒，无毒。为散邪热药物。主明目，益气。虚而有热者，亦可服；虚而无热者，忌用。

珍珠：味甘、咸，性寒，无毒。粉点目中，主肤翳障膜。

石决明：味咸，性平，无毒。主目障，翳痛，青盲，专除肝经风热。

蟾蜍：味辛，性寒，微毒。杀疳虫，除湿，发汗，退热。

猪蹄壳：味咸，性平，无毒；入肝、脾二经。为化肝脾积滞药物。

牛黄：性凉，味苦，有小毒。安魂，定魄，主狂癫，惊悸，中恶。

黄柏：性寒，味苦，无毒；入足少阴、手厥阴肠胃中结热。主五脏胃肠中结热，治龙雷之火。

知母：性平，味苦，无毒；入足阳明、手太阴、足少阴三经。主肾虚损，能坚肾。

花粉：味苦，性寒，无毒。主消渴，身热，烦满。

金银花：味甘，性寒，无毒；入肺经。为散热解毒药物。主寒热身肿，疗风养血。其藤名忍冬藤，功用相同。

丹皮：味辛、苦，性微寒，无毒；入心、肝、肾、心包四经。为清伏火，凉血热药物。

熊胆：味苦，性寒，无毒。主热病，黄疸，久痢，杀虫，消恶疮，点眼去翳开盲。

猪胆：味苦，性大寒，无毒。能润燥通便，入心通脉。

青黛：味咸，性寒，无毒；入肝经。为除热解毒药物。

苇根：味甘，性寒，无毒；入肺、脾、肾三经。为清热止呕药物。主消渴，客热，止小便数。

败酱：味苦、咸，性微寒，无毒；入足少阴、手厥阴二经。主破多年凝血，能化脓为水，治赤眼障膜。

蒲公英：味辛、苦，性寒，无毒；入肝、脾二经。为除热解毒药物，治无名肿毒，恶疮。

桑白皮：味甘、辛，性寒，无毒；入肺经。为清金药物。主肺气喘满，伤中，五劳，六极虚劳，客热头痛。

枳实：味苦，性寒无毒；入脾、胃二经。为破气行痰药物。除胸胁痰癖，逐停水，破结实，消胀满。

竹叶：味辛、甘，性寒，无毒；入心、胃二经。为涤热药物。主胸中痰热，咳逆上气。

杏仁：味甘，性温，有小毒；入肺、大肠二经。为泻肺、解肌、润燥、下气药物。主咳逆上气雷鸣，喉痹。

冬瓜仁：味甘，性微寒，无毒；入脾、胃、大、小肠四经。为除热益脾药物。除烦满不乐，祛皮肤风，治肠痈。

山楂： 味甘、酸，性温，无毒；入脾经。为破气消积去油腻之品。主消食积，化宿滞，行结气，除积块、痰块、血块。

青皮： 味苦、辛，性寒，无毒；入肝、胆二经。为发散药物。主破坚癖，散滞气，治左胁肝经积气。

槟榔： 味辛、涩，性温，无毒；入胃、大肠二经。为沉重下坠药物。主宣利五脏六腑壅滞，主痢疾里急后重。

山栀仁： 性寒，味苦，无毒；入心、肺、胃三经。去心胸中热。

枳壳： 味苦、咸，性微寒，无毒；入肺、胃二经。为散结逐滞药物。

苦楝根皮： 性微寒，味苦，微毒。杀诸虫，利大肠。入药须用根中色白者，色赤者不能用。

川楝子： 又名金铃子。味苦，性寒，有小毒；入肝、心包、小肠、膀胱四经，兼入肺脾胃三经。为泄热药物。杀三虫，治诸疝。

射干： 味苦，性平，有毒；入心、心包、三焦、肺、肝、脾六经。为清火解毒，散血消痰药物。

雷丸： 味苦，性寒，有小毒。杀三虫、寸白虫，去蛊毒。

山豆根： 味苦，性寒，无毒；入心、肺、大肠三经。为清热解毒药物。

五、轻剂类

轻剂，轻可去实。

百草霜： 味辛，性温，无毒。主消化积滞，入下食药中用。止上下诸血，妇人崩中带下，咽喉口舌一切诸疮。

麻黄：味苦，性温，无毒。主中风伤寒头痛，通九窍，调血脉，开毛孔皮肤。凡诸虚有汗，阴虚眩晕者，不可使用。

葛根：味辛、甘，性平，无毒。为解肌升阳散火药物。多用则伤胃气。

升麻：味甘、苦，性平，无毒。为升阳散毒药物。主阳明头痛，目赤。凡阴虚火动，肾经不足者，不可使用。

苍耳子：味苦、甘性温，无毒。为发汗散风胜湿药物。治肝热，明目，遍身瘙痒，一切风气。

木贼草：味甘、微苦，性温，无毒。主目疾，退翳膜，益肝胆，解肌止泪。凡目疾由于怒气，暑热伤血，暴赤肿痛者，不可使用。

连翘：味苦、辛，性平，无毒。为散结清火药物。

谷精草：味辛、甘，性微温，无毒。主头风痛，目盲，翳膜，痘后生翳。

京墨：味辛，性温，无毒。为清凉药物。主物芒入目，飞丝入目。浓磨点之。

蝉蜕：味咸、甘，性寒，无毒。为祛风散热药物。除目昏障翳，头风，眩晕。

葛花：味甘，性平，无毒。主消酒毒。

六、重剂类

重剂，重可去怯。

金箔：味辛，性平，有毒。主镇精神，坚骨髓，安魂魄。入丸、散内。

银箔：味辛，性平，有毒。主坚骨，镇心，明目。入丸散内。

朱砂：味甘，性微寒，无毒。主养精神，安魂魄益气，明目。

雄黄：味辛、苦，性温，微毒。为解毒杀虫药物。中病即止，不能过量。

石膏：味甘、辛，性寒，无毒。为泻热解肌药物。止阳明头痛。

阳起石：味咸，性微温，无毒；入命门经。为温补药物。凡阴虚火旺者，忌用。

磁石：味辛、咸，性寒，无毒。明目，聪耳。

代赭石：味苦、甘，性寒，无毒。为镇虚逆、养阴血药物。如下部虚寒阳痿者，忌用。

伏龙肝：味辛、咸，性温，无毒；入肝经。为调中止血、燥湿消肿药物。阴虚吐血者，不可使用。

空青石：性寒，味甘、酸，无毒。主专盲耳聋，益肝气，疗目热赤痛，去肤翳，止泪出，治内障眼。它是去翳障的最主要药物，能使瞳仁破者再得见物。

珊瑚：性平，味甘，无毒。镇心止惊，明目去目翳，止鼻衄。

石燕：性凉，味甘，无毒。止消渴。

轻粉：性冷，味辛，有毒。能杀恶疮，疥癣虫。

铅粉：又名胡粉、定粉、粉锡。味甘，性寒，无毒。主伏尸毒螫，杀三虫。

黄丹：味辛，性微寒，无毒。主惊痫癫疾，除热下气，止痛生肌。

七、滑剂类

滑剂，滑可去着。

苁蓉：味甘、酸、咸，性温，无毒，为滋肾、益精滑肠药物。肾中有热者，忌用。

锁阳：味甘，性温，无毒。为大补元阳药物。

蒲黄：味甘、辛，性平，无毒。为凉血活血、散结除热药物。

胡麻：味甘，性平，无毒。为补益滋润药物。坚筋骨，明耳目，补五内，益气力。

薤白：味辛、苦，性温，无毒。为利窍助阳药物。

榧子：味甘，性涩，无毒。反绿豆。为润肺杀虫药物。

滑石：味甘，性寒，无毒；入膀胱经，兼入心、胃、大、小肠四经。为通利下窍药物。

冬葵子：味甘，性寒，无毒；入大肠、小肠二经。为润燥利窍药物。通营卫，滋气脉，行津液，利二便。

麻仁：味甘，性平，无毒；入脾、胃、大肠三经。为滑利药物。

紫草：味苦，性寒，无毒；入肝、肾、心包络三经。为凉血药物。主疗恶疮，解豆疹毒。

八、涩剂类

涩剂，涩可固脱。

白及：味苦、辛，性微寒，无毒。反乌头。为补肺逐瘀生新药物。

芍药：味苦、酸，性平，无毒；入脾、肺、肝三经。为收敛药物。主目赤，肠风泻血，目涩，血痹。

五味子：五味皆具，性温，无毒。补元气不足，收耗散之气，瞳子散大，明目。凡肝有动气，肺有实热者，不可使用。

覆盆子：味甘酸，性微温，无毒；入肝、肾二经。为补涩药物。

秦皮：味苦，性寒，无毒。为收敛药物。主目中青翳白膜，除热。

芡实：味甘，性平，无毒。聪耳，明目，强志，益精。

赤石脂：味甘、酸、辛，性大温，无毒。为固敛药物。主养心气，明目。

明矾：味酸、涩，性寒，无毒。为燥湿坠痰药物。主目痛，风眼。

龙骨：味甘，性平，无毒。为固敛正气药物。

五倍子：味酸、咸，性平，无毒。为肺经收敛药物。散热毒，消目肿。

木瓜：味酸、涩，性温，无毒；入肝、肺二经。为收敛疏肝药物。通肝络，治转筋。

铜绿：又名铜青。味酸、苦、涩，性寒，有毒；入肝、胆二经。治烂弦风眼。有毒，忌内服。

石榴皮：味酸、涩，性温，无毒。为收敛杀虫药物。

赤芍：味苦、酸，性平，无毒。主邪气腹痛，能通血脉，散恶血。

乌梅：味酸，性平，无毒；入肺、脾二经。为敛肺涩肠，涌痰，消肿药物。

九、燥剂类

燥剂，燥可祛湿。

苍术：味苦，性温，无毒。为祛风除湿，升阳散郁药物。治太阴头痛。

肉豆蔻：味辛，性温，无毒；入脾、胃、大肠三经。为消食止泄药物。

补骨脂：味辛，性温，无毒。为壮火益土药物。阴虚火旺者，不可使用。

胡芦巴：味苦，性温，无毒。壮元阳，除寒湿药物。

附子：味辛、甘，性大热，有大毒。为回阳退阴药物。

川乌：味辛，性热，有毒。为回阳退阴药物。除寒湿，行经络，散风邪，补命门不足、肝风虚。

草乌头：味辛，性热，有毒。为脾经搜风胜湿，祛痰攻毒药物。

白附子：味辛，性温，有毒；入胃经。为祛风、燥湿、豁痰药物。

半夏：味辛，性平，有毒。为除湿，化痰，开郁发表药物。

肉桂：味辛、甘，性大热，有小毒；入肝、肾、命门三经。为下行温补药物。

桂枝：味辛、甘，性温，无毒。为上行发表药物。主太阳头痛，表虚自汗。

吴茱萸：味辛，性热，有小毒；入肝、肾、脾、胃四经。为下气开郁药物。除风寒湿。

炉甘石：味甘，性温，无毒。消肿毒，生肌，明目，祛翳，治目中一切诸病。

干姜：味辛，性大热，无毒。治寒冷腹痛，中恶，皮肤间结气，逐风湿痹，肠澼下痢。

桂心：味辛、甘，性大热，有小毒。治九种心痛，杀三虫，消瘀血，补五劳七伤。

胡椒：味辛，性大温，无毒。下气温中，祛痰，除脏腑中风冷。

丁香：味辛，性温，无毒。温脾胃，肾气，奔豚气。

十、湿剂类

湿剂，湿可去枯。

禹余粮：味甘，性微温，无毒；入脾、肺二经。为滋润药物。主补虚乏，益气力，润五脏，消痰止嗽。

白石英：味甘，性微温，无毒；入肺、大肠二经。为润燥药物。

紫石英：味甘、辛，性温，无毒；入心、肝、包络三经。为镇怯润枯药物。凡阴虚火旺者，忌用。

朴硝：味咸、辛、苦，性寒，无毒；入胃、大肠、三焦三经。为下泄除热，润燥软坚药物。

玄明粉：味辛、甘，性寒，无毒。明目，退膈上虚热，消肿毒。虚证者，不可使用。

硇砂：味咸、苦、辛，性温，有毒。点眼去目翳胬肉。

饴糖：味甘，微温，无毒。主补虚乏，益气力，润五脏，消痰止嗽。

附录　眼科选药便览

一、宣剂类

天麻、秦艽、柴胡、防风、桔梗、独活、羌活、细辛、川芎、藁本、白芷、白豆蔻、郁金、荆芥、薄荷、菊花、冬花、常山、钩藤、辛夷、乳香、没药、海桐皮、芜荑、蔓荆子、密蒙花、葱头、白芥子、五灵脂、虎睛、麝香、白犬乳汁、蛇蜕、海螵蛸、白僵蚕、全蝎、百部、藿香、紫苏、鹤虱、冰片、皂刺、陈皮、蔻壳、蝉蜕、淡豆豉、枇杷叶、麦芽、谷芽、神曲、粳米、松节、木香、川椒、砂仁、莱菔子、酒、贝母、生姜、炮姜、煨姜、甲珠。

二、通剂类

通草、白鲜皮、石菖蒲、茵陈、芜蔚子、红花、地肤子、瞿麦、车前子、刺蒺藜、琥珀、泽泻、茯苓、木通、萆薢、豆卷、泽兰、香薷、防己、胆南星、苡仁。

三、补剂类

人参、玉竹、金毛狗脊、远志、当归、生地、熟地、楮实子、沙苑蒺藜、菟丝子、柏子仁、山茱萸、女贞子、枸杞子、小麦、山药、百合、莲子、人乳、秋石、紫河车、鹿茸、羊肝、青螺、阿胶、龟甲、蜂蜜、麦冬、血竭、威蕤仁、龟胶、黄芪、丹参、旱莲草、猪肝、猪脊髓、白术、酸枣仁、大枣、龙眼肉、鳖甲、鳖血、桑螵蛸、鸡蛋清、鸡子黄、白扁豆、鸡内金、地骨皮、杜仲、骨碎补、续断、巴戟、淫羊藿、石斛、天冬、甘草、牛膝。

四、泻剂类

茨菇、葶苈子、大黄、玄参、三七、黄连、胡黄连、黄芩、苦参、龙胆草、白薇、青蒿、夏枯草、旋覆花、青葙子、牛蒡子、决明子、芦荟、厚朴、槐角子、桑叶、山栀子、竹茹、天竺黄、绿豆皮、桃仁、海浮石、青盐、寒水石、夜明砂、犀角（羚羊角）、珍珠、石决明、蟾蜍、猪蹄壳、牛黄、黄柏、知母、花粉、金银花、丹皮、熊胆、猪胆、青黛、苇根、败酱、蒲公英、桑白皮、枳实、竹叶、杏仁、冬瓜仁、山楂、青皮、槟榔、山栀仁、枳壳、苦楝根皮、川楝子、射干、雷丸、山豆根。

五、轻剂类

百草霜、麻黄、葛根、升麻、苍耳子、木贼草、连翘、谷精草、京墨、蝉蜕、葛花。

六、重剂类

金箔、银箔、朱砂、雄黄、石膏、阳起石、磁石、代赭石、伏龙肝、空青石、珊瑚、石燕、轻粉、铅粉、黄丹。

七、滑剂类

苁蓉、锁阳、蒲黄、胡麻、薤白、榧子、滑石、冬葵子、麻仁、紫草。

八、涩剂类

白及、芍药、五味子、覆盆子、秦皮、芡实、赤石脂、明矾、龙骨、五倍子、木瓜、铜绿、石榴皮、赤芍、乌梅。

九、燥剂类

苍术、肉豆蔻、补骨脂、胡芦巴、附子、川乌、草乌头、白附子、半夏、肉桂、桂枝、吴茱萸、炉甘石、干姜、桂心、胡椒、丁香。

十、湿剂类

禹余粮、白石英、紫石英、朴硝、玄明粉、硇砂、饴糖。